— INTRODUCTION —

En marche !

Il existe des gestes, des mouvements si communs que l'on finit par oublier d'avoir eu à batailler dur pour un jour enfin les maîtriser. La marche est emblématique de ces apprentissages enfouis dans notre histoire personnelle.

Le jeune enfant, lorsqu'il se dresse sur ses jambes pour les toutes premières fois, ignore que ses petits pas représentent un pas immense dans l'aventure de l'humanité. La bipédie, si rare dans le règne animal, donne à l'être humain une spécificité dont on n'a pas encore percé tous les mystères et toutes les implications. Notre squelette dans son entier a dû s'adapter au changement de gravité qu'exprime le fait de se mouvoir en position verticale.

Dans nos sociétés ultramotorisées, marquées par une information extrêmement mobile voyageant à la vitesse de la lumière et des fibres optiques, nous n'avons jamais aussi peu marché.

Heureusement, après des années de sédentarité excessive, avec les conséquences dommageables que l'on connaît en termes de santé, les bipèdes que nous sommes ont tendance à renouer avec la marche. Mais beaucoup de personnes hésitent encore à franchir le pas.

Pourtant, celle-ci est « à portée de main ». Elle constitue un merveilleux passeport au service de la santé et du bien-être au naturel. Elle ne présente que des avantages : accessible à tous, c'est un exercice complet, ses bienfaits sont innombrables, son coût est dérisoire et sa facilité de mise en œuvre enfantine. Il serait dommage de passer à côté de tous ces bénéfices.

À travers cet ouvrage, nous allons tout simplement réapprendre à marcher, sur tous les plans. Répertorier les différentes approches de la marche, connaître les détails anatomiques, savoir mieux marcher et plus souvent (nouvelles habitudes), approfondir les bienfaits qu'elle procure – tant d'un point de vue physique et physiologique que psychique, intellectuel et émotionnel –, etc., telles vont être les pistes sur lesquelles nous allons cheminer ensemble. Nous ne marcherons alors plus tout à fait de la même manière.

— I —

Sur les pas de l'humanité

1. Brève histoire de la marche

En tant que moyen de locomotion, la marche accompagne toute l'histoire de l'humanité. Omniprésente dans les premières communautés, elle reste aujourd'hui encore un mode de déplacement incontournable.

Jusqu'à l'apparition des moyens de transport motorisés, elle concerne la très grande majorité de la population. Hormis quelques privilégiés chevauchant à dos d'animaux ou se faisant porter par d'autres personnes, tous les individus marchent.

La permanence des déplacements à pied implique une connaissance intime de l'environnement immédiat et des territoires traversés.

La marche est consubstantielle de l'apparition des premiers hominidés, il y a plusieurs millions d'années. Les débuts de la bipédie remontent au minimum, selon certains paléontologues, à 3 ou 4 millions d'années, encore avant pour d'autres. Quoi qu'il en soit, une si longue histoire en station debout n'est pas anodine.

Au début apparaissent des pistes, voies de circulations locales des peuplades originelles. En parallèle se développent les premières routes commerciales et leurs expéditions visant à transporter silex, sel, or, métaux, céramiques, outils, etc.

Bien des chemins de randonnées sont des subsistances d'itinéraires gaulois ou de voies de circulations romaines, d'une route médiévale ou, plus près de nous, de circuits de transhumance, d'anciennes drailles.

Pendant longtemps, le mode de vie nomade domine. On estime qu'au début du XVIe siècle, 60 % de la population mondiale est encore itinérante. Alors que la sédentarité apparaît au Néolithique, on marche encore beaucoup pour se ravitailler en ressources locales, en général dans un rayon de sept ou huit kilomètres.

L'expérience d'un bivouac de plusieurs jours en nature au même endroit nous montre la formation de petits sentiers au fur et à mesure de trajets répétés au sein et autour du campement.

Le XIXe siècle marque une transition importante avec le développement des chemins de fer et les transformations sociales que cette invention implique. La première voie ferrée en France date de 1827 (1830 pour le transport de voyageurs). Ce nouveau moyen de transport reste à ses débuts uniquement accessible aux classes supérieures.

Simultanément, le XIXe siècle assiste à la naissance du tourisme et voit s'épanouir la pratique de la randonnée, notamment avec l'exploration des massifs montagneux.

L'apparition de l'automobile et, surtout, sa généralisation au XXe siècle sonnent la raréfaction de la pratique de la marche en tant que moyen de locomotion quotidien. D'autant que, parallèlement, se développe l'usage de la bicyclette et des transports en commun.

Les transformations ont été si rapides que l'on a du mal à s'imaginer qu'avant tout cela et jusque dans les années cinquante, les chemins et sentiers étaient empruntés par toute une population de colporteurs, travailleurs agricoles, journaliers, compagnons des métiers artisanaux, pèlerins, vagabonds, voyageurs.

Aujourd'hui, le nombre de marcheurs augmente, la marche en tant que loisir, plaisir ou comme exercice de santé se développe. En même temps, l'automobile et l'urbanisation grignotent par tronçons entiers l'espace disponible et s'approprient toujours plus de territoires, en bétonnant et goudronnant déraisonnablement l'espace naturel.

Du marcheur au statut de piéton

Avec l'exode rural et l'urbanisation croissante qui s'ensuivirent et se poursuivent encore aujourd'hui, les villes, de plus en plus étendues, sont gourmandes en déplacements pédestres non choisis. Pour un Parisien, combien de kilomètres à pied dans les couloirs et les boyaux du métro ? Combien de pas dépensés pour simplement rejoindre un véhicule garé à plusieurs rues ? Combien de temps passé à déambuler dans les dédales des habitations collectives (couloirs, parking, etc.) ? Il s'agit d'une marche stressée, contrainte, bâclée.

Hâter le pas ainsi, « courir » comme on dit, marcher les mâchoires serrées, le mental embouteillé par toutes les tâches et obligations quotidiennes, se déplacer à la façon du marathonien pour tout faire avant la fin de la journée… Toutes ces attitudes ne sont pas celles du *marcheur,* mais celles du *piéton*, plus précisément du passant pressé ou du travailleur stressé.

Il est pourtant possible de changer sa façon de marcher en ville. Partir quelques minutes plus tôt suffit à ralentir le pas, à rentrer davantage dans la marche et à en retirer tous les bienfaits. Mal marcher, c'est-à-dire de manière trop précipitée, fait monter trop rapidement les palpitations cardiaques, accentue le mauvais stress et les contractions du corps, fatigue le système nerveux et fragilise le corps.

Il s'agit de faire honneur à la marche, moyen de locomotion doux et actif, par opposition aux moyens de transport motorisés, dits « passifs ».

L'automobile l'a emporté, c'est indéniable. Elle a gagné une bataille décisive dans la domination de l'espace et du quotidien ; marcher le long des routes nationales pour rejoindre un sentier peut s'avérer être un vrai calvaire, parfois même un danger. L'utilité ponctuelle de la voiture est incontestable, certes. Cependant, chacun d'entre nous doit pouvoir reconsidérer la marche en lui redonnant la place qu'elle mérite.

Redevenons marcheurs !

2. Le sens de la marche

La bipédie, caractéristique du genre humain

Marcher fait partie de ces gestes à tel point intégrés et si quotidiens qu'ils sont inconscients. On n'y prête plus guère attention. On marche souvent comme on respire : sans s'en rendre compte.

Pourtant, l'action de marcher est la constituante même de ce qu'est l'être humain : un bipède.

En effet, si d'autres animaux partagent avec nous la station debout, il s'agit pour certains d'entre eux d'une position temporaire. Pensons aux singes, qui se déplacent souvent en s'aidant des membres supérieurs. Le kangourou, lui aussi, s'appuie sur ses deux membres inférieurs, mais il se déplace par bonds, et non en marchant. De même pour les oiseaux : on ne peut pas dire qu'ils marchent sur leurs deux pattes, ils sautillent.

Avant nous, il n'y a guère que le dinosaure nommé « Euparkeria » qui a évolué vers un mode de déplacement que l'on peut qualifier de bipède, redressé sur ses pattes arrière.

Ainsi, la bipédie est une caractéristique fondamentale du genre humain, facteur clé de l'évolution. Devenu *Homo erectus*, il est passé à un autre stade. Sans bipédie, pas d'être humain... Ce n'est pas un simple détail anatomique.

Pourquoi l'homme a-t-il fini par adopter la station debout durable ?

Cette simple question en pose bien d'autres. À tel point que s'affrontent à ce sujet un grand nombre de thèses, hypothèses et contre-thèses. Le terrain est parfois glissant, les débats houleux et passionnés, tant les discordes sont nombreuses, les pistes incertaines et les conclusions évoluant au fur et à mesure des décennies et des nouvelles découvertes en anthropologie et paléontologie.

Anatomie de la marche

Mon pied droit est jaloux de mon pied gauche.
Quand l'un avance, l'autre veut le dépasser.
Et moi, comme un imbécile, je marche !
(Raymond Devos)

Il existe pratiquement autant de façons de marcher que d'individus. On reconnaît d'ailleurs souvent quelqu'un au loin à la démarche familière qui le caractérise. L'allure reflète la personnalité. « Marche, et je te dirai qui tu es », pourrait-on dire. Et c'est vrai.

Notre approche de la marche dépend de facteurs tenant à notre caractère, aux habitudes, au contexte familial, au lieu dans lequel nous vivons, notre santé, notre endurance, notre joie de vivre.

En théorie, l'enfant marche autour de l'âge de 1 an, mais on constate de grandes variations allant de 9 à 18 mois.

D'un point de vue neurophysiologique, la marche est une activité semi-automatique, sous contrôle des centres sous-corticaux, informés par les organes de la vue, de l'équilibration et la sensibilité profonde. À tout moment le cortex peut, bien sûr, reprendre le contrôle pour agir sur la direction, la vitesse, ou s'adapter en cas d'incidents.

Si l'on voulait simplement définir en quelques mots ce qu'est la marche en termes d'anatomie, il suffirait de dire que celle-ci n'est rien d'autre qu'une *succession de chutes évitées de justesse*. Comme si l'on tombait vers l'avant et qu'à chaque fois on se rattrapait avec l'autre jambe. La marche est une recherche constante du maintien de l'équilibre dynamique. Marcher droit n'est pas si simple…

Ayant opté pour la position verticale continue, l'être humain a connu une évolution anatomique et physiologique particulière, touchant principalement le squelette et la musculature.

C'est d'abord la colonne vertébrale qui a fini par prendre une cambrure reconnaissable parmi toutes, marquée par quatre courbures lui donnant ce bel aspect d'ondulation :

- en bas, la courbure lombaire ;
- au premier quart, la lordose lombaire ;
- au deuxième tiers, la cyphose dorsale ;
- en haut, la lordose cervicale.

L'intérêt de cette ondulation est de garantir un bon amortissement des tensions et des chocs inhérents au mode de déplacement qu'est la marche.

Le bassin humain est unique lui aussi : plus large, plus bas, il a dû gagner en robustesse pour supporter l'intégralité du poids du haut du corps, en particulier tous les viscères et le tronc. Revers de la médaille, assumé par la gente féminine : l'accouchement humain est le plus périlleux et le plus douloureux parmi l'ensemble des mammifères.

Autre caractéristique impliquée par la marche : le fémur est plus long, bien droit et redressé, et s'emboîte dans le bassin de manière à rendre possible la tenue de la station debout, grâce à la stabilité de l'agencement articulaire.

Le fémur dispose en effet d'une crête qui maintient la rotule, évitant ainsi tout risque de déboîtement.

Notons le rôle de l'obliquité du tibia dans la progression vers l'avant (et non en hauteur).

Lorsque l'on compare l'évolution des différents bipèdes (hominidés, grands singes, etc.), on s'aperçoit que plus la bipédie est marquée, plus le trou occipital (là où s'articulent la colonne vertébrale et le crâne) se situe de manière centrée, sous la boîte crânienne. Mentionnons au passage que ce détail anatomique revêt une importance fondamentale dans les arts énergétiques chinois. Les pratiquants de Qi Gong, Tai Ji Quan, Kung-Fu, etc., connaissent en effet l'importance de ce que l'on nomme « la connexion ciel/terre », qui repose sur cette particularité physique à ne pas négliger. Si l'on se tient mal, le dos trop courbé, voûté ou tordu, la circulation énergétique est gênée.

Par ailleurs, les mouvements de balancement de tout le corps lorsqu'il marche nous ont façonnés de manière spécifique au niveau des articulations des genoux et des coudes pour fluidifier le va-et-vient des différents membres.

En tant que déplacement basé sur l'alternance d'un double appui et un seul point d'appui, l'apprentissage de la verticalité a conduit à une maîtrise subtile de l'équilibre.

Une histoire de fesse

L'homme, c'est la fesse !

(Buffon, père de la science paléontologique)

Marcher fait appel à un grand nombre de muscles. L'ensemble du corps est mis en mouvement. Elle mobilise en particulier les membres inférieurs, tout en faisant participer les bras.

Le muscle le plus sollicité est le fessier, plus exactement le grand fessier (*Gluteus maximus*). De tous les mammifères, l'humain est en effet celui chez qui ce muscle est le plus puissant et le plus développé. La fesse humaine est tout simplement unique dans la nature. Peut-être une piste atavique pour expliquer que le regard soit si souvent irrésistiblement attiré vers cette noble partie du corps…

Marcher, c'est le pied

Dernière caractéristique à évoquer sur la spécificité anatomique humaine, essentielle, sur laquelle reposent toutes les autres, au propre comme au figuré : le pied.

La voûte plantaire présente une forme longitudinale, axée sur la longueur, avec un gros orteil large, dans l'alignement des autres doigts de pied, afin d'optimiser l'absorption des chocs et le poids de l'ensemble du corps, et d'aider à impulser la succession des pas. Lorsque nous marchons, la totalité de la masse corporelle repose sur ces deux appuis.

Techniquement, la marche constitue une succession de phases de double appui (les deux pieds sont au sol) et de phases d'appui unilatéral (un seul pied au sol).

Le cycle se compose de quatre étapes :

I) 1re phase de double appui (« double appui de réception freinage »).
Le membre inférieur droit (ou gauche) est en avant, son rôle est de contrôler la progression du corps et son équilibre. Le bassin est en rotation par rapport au fémur (alternance de rotation interne/externe selon les phases). Le pied se pose au sol par le talon, puis repose au sol sur toute la plante ;

II) 1re phase unilatérale (« appui unilatéral portant ») : soutien le corps et en règle la progression tout en maintenant l'équilibre ;

III) 2e phase de double appui ;

IV) 2e phase unilatérale.

Lors de la phase d'impulsion ou d'élan, la flexion plantaire (le bout des doigts de pied) aide à la progression, actionnée par les muscles fléchisseurs des orteils, ceux-ci déterminant l'emprise au sol. Les muscles de la jambe permettent le freinage, empêchent la flexion excessive du genou (5 à 10° de flexion) ; ils servent également au maintien du genou, à l'équilibre de la hanche et au soutien de la cheville.

Au cours du mouvement, le centre de gravité subit les déplacements dans les trois plans de l'espace :

- *plan sagittal* : le pied s'élève lors des phases d'appui unilatéral, puis s'abaisse lors des phases de double appui (amplitude d'environ 5 cm) ;
- *plan horizontal* : passe alternativement vers le pied porteur (amplitude 5 cm) ;
- *pour les oscillations sur le plan vertical*, on note un déplacement sous forme d'une courbe sinusoïde dont la fréquence est double.

La vitesse standard dite « de confort » est d'environ 4,5 km/h. À cette vitesse, la dépense énergétique de la marche est faible : 200 kcal/h. Pour mémoire, la dépense énergétique de la position assise au repos est de 100 kcal/h, et 60 kcal/h pour le sommeil.

3. Les différentes approches de la marche

D'une conception surtout utilitariste il y a encore un siècle, voire quelques dizaines d'années, à celle de performance physique et sportive dans les années quatre-vingts et quatre-vingt-dix, aujourd'hui l'approche de la marche s'articule principalement autour de deux idées : la marche-plaisir et la marche-expérience.

Certains apprécient de marcher une heure tous les jours ; d'autres vont marcher de manière occasionnelle mais régulière ; certains rechignent à s'extraire de leur canapé, d'autres consacrent à la marche la plupart de leurs weekends ; d'autres encore sont de véritables passionnés. Il y a aussi tous ceux et toutes celles qui souhaiteraient marcher plus souvent mais qui ne trouvent pas le temps… ou ne s'en donnent pas les moyens.

La petite marche : pratique quotidienne

Par « petite marche », il faut entendre la courte promenade qui ne se prolonge pas, un déplacement sur une distance modérée, la petite balade improvisée, la courte sortie qui délasse les jambes et oxygène le cerveau.

Elle ne nécessite guère d'équipement spécifique ni d'entraînement particulier. Ce type de marche assez bref a pour but principal de s'aérer la tête ou parcourir de courtes distances librement, sans dépendre d'obligations ou d'un quelconque véhicule.

Un des avantages de la petite marche est donc sa rapidité et sa facilité de mise en œuvre. Cette simplicité offre aussi la faculté de la décider spontanément. « Et si j'allais marcher ? »

En effet, une marche n'est pas nécessairement toute tracée d'avance, programmée tel ou tel jour. Pourquoi ne pas succomber à une marche improvisée, celle que l'on effectue à deux pas de chez soi, née d'une envie impérieuse du corps qui nous fait part de son besoin de se mettre en marche ? Simplement le temps de remplir une bouteille d'eau, prendre un ou deux fruits, lacer ses chaussures préférées et nous voilà partis. Au retour, on bénéficie de la douce sensation d'un délassement accompagné d'une légère mais bonne fatigue, la satisfaction d'avoir répondu à l'appel du corps.

De combien de petites marches se prive-t-on par facilité, par le fait de ne pas se dire : « Allez, j'y vais à pied », ou alors en se trouvant des excuses (« aller marcher nécessite des préparatifs », « je n'ai pas le temps », « pas envie de faire mon sac ») ? La facilité n'est pourtant pas mère du bien-être et de la santé, bien au contraire. La sagesse consiste à court-circuiter ces mécanismes mentaux inhibiteurs et à inverser le raisonnement.

On néglige bien souvent les avantages de parcourir à pied les petites distances que l'on juge a priori trop longues pour les accomplir en marchant. Pourtant, éviter de prendre un véhicule peut contribuer à soulager le corps et la tête : nul besoin d'aller chercher la voiture garée dans la rue d'à côté, de manœuvrer, etc. Au total, calculez le nombre de contrariétés épargnées et de gestes inutiles économisés.

Il existe par ailleurs des parcours et des itinéraires que nous n'effectuons pas à pied alors qu'ils pourraient tout à fait convenir à l'exercice d'une petite marche :

- quelques courses : certains magasins ne sont pas si loin que cela ;
- chercher les enfants à l'école ; le chemin du retour est même pour eux une occasion de défoulement et d'apprentissages ;
- lors d'un déplacement en voiture, de type utile et obligé (rendez-vous, achat à effectuer) ou d'agrément (rendre visite à des amis, découverte d'un monument), l'astuce

consiste à s'arrêter plus tôt, ne serait-ce qu'un kilomètre avant le lieu ;

- synergie vélo/marche : il s'agit de multiplier les occasions de coupler une partie du trajet à vélo, le reste à pied ;
- trouver une variante à un itinéraire journalier ;
- découvrir son environnement proche par la marche : souvent, on connaît mal les rues ou les quartiers situés dans un périmètre de deux ou trois kilomètres autour de notre logement. L'idée est d'aller se promener ainsi tout près de chez soi, les yeux en l'air ;
- ne négligeons pas non plus les petites marches urbaines. Partir ainsi une ou deux heures dans sa propre ville, comme si nous étions à l'autre bout du monde, procure un profond sentiment de liberté et garantit un renouvellement du regard.

Par une telle pratique au quotidien, on finit par s'apercevoir du nombre de parcours à pied que l'on peut en quelque sorte récupérer sur les parcours motorisés. Ces marches deviendront alors de nouvelles habitudes. Bientôt, on ne pourra plus se contenter de ces petits déplacements rendus agréables parce qu'effectués à pied, on souhaitera plus souvent se mettre en route pendant toute une journée, voire plusieurs jours.

En passant… : ballade/balade

Petite note à l'attention des amoureux de la langue et des mots. Le mot *balade* avec un seul « l » désigne une promenade, alors que *ballade* avec deux « l » est une musique. L'un n'excluant pas l'autre, les mélomanes et « musicophiles » peuvent envisager une balade avec un baladeur (MP3) au son d'une entraînante ballade, même si, reconnaissons-le, le silence de la nature ou les bruits de l'environnement traversé restent un irremplaçable plaisir et nous rendent plus disponible aux rencontres et aux échanges.

La marche intermédiaire : longue balade ou randonnée d'un week-end

Sans recourir à une logistique complexe, ce type de marche exige tout de même un minimum de préparatifs. Ceux-ci peuvent être rapidement remplis si l'on a près de soi une liste des affaires essentielles à emporter (*voir p. 60*). Tout dépendra du lieu de la balade. Par exemple, dès lors que l'on se trouve en montagne, même petite ou moyenne, sans parler de la haute montagne, il faut prendre en compte les exigences dues aux conditions climatiques difficilement prévisibles et la spécificité des dénivelés que nous souhaitons gravir, et ne jamais surestimer ses moyens.

Quoi qu'il en soit, la perspective de partir marcher deux jours, impliquant une nuit sous la tente ou en gîte, ouvre un horizon de liberté et de découverte d'un territoire plus vaste. Vingt-cinq à cinquante kilomètres pourront ainsi être parcourus.

Par ailleurs, il existe des solutions permettant de se dispenser de partir en voiture. On part à pied, et on revient quelques jours plus tard en utilisant les commodités du covoiturage ou en ayant pris le soin d'arriver dans une ville équipée d'une gare d'où l'on pourra revenir en train.

L'environnement périurbain ne doit pas être oublié, car il recèle bien souvent des zones de nature insoupçonnées, des architectures spécifiques. Cela permet aussi de dépasser ses propres peurs en explorant des territoires inconnus et en modifiant les repères habituels.

À ce sujet, une nouvelle expérience de grande randonnée pédestre a récemment été créée avec le GR 2013, constituant 365 km de sentiers, révélant le territoire marseillais et les paysages des Bouches-du-Rhône. En forme de « 8 » (ou ∞, symbole de l'infini), il chemine entre ville et nature, à travers campagne et lotissements, bastides et garrigue, réserves naturelles et zones industrielles, passant autour de l'étang de Berre, allant jusqu'à Salon-de-Provence, Aix, Marseille, explorant le massif de l'Étoile et du Garlaban.

Élaboré et tracé par des « artistes-marcheurs » et des randonneurs, on parcourt ce sentier tel un musée à ciel ouvert, grandeur nature.

Jeûne-randonnée

Arrivé en France autour de 1990, le jeûne-randonnée consiste à associer les vertus purificatrices de la restriction volontaire de nourriture aux avantages dynamisant de la marche. Le jeûne élimine les déchets et toxines du corps, en particulier des organes (fonction détox), tandis que la marche accentue les effets de cette purification et régénère grâce aux mouvements et à l'oxygénation.

Le jeûne-randonnée apporte une réelle coupure dans nos habitudes, une prise de recul et de réflexion sur la manière dont on mène sa vie, une bonne manière de savoir où l'on en est physiquement et psychiquement.

Cette pratique se développe, des dizaines d'organismes offrent cette prestation. Beaucoup s'inspirent de la méthode du docteur Büchinger : le soir jus de fruits dilués, bouillon filtré de légumes et tisanes (diète liquide basse calorie, environ 250 kcal par jour), associant en journée le repos et l'activité physique. Les personnes éprouvant quelques difficultés à tenir ont la possibilité de manger des pommes, du raisin ou du riz, sur le principe de la monodiète.

Les gîtes dans lesquels s'organisent ces stages se situent dans des cadres privilégiés en nature, propices à la détente, dans une ambiance chaleureuse. Choisissez des encadrants professionnels et confirmés.

En parallèle à la randonnée, les organisateurs proposent souvent des séances de sophrologie, relaxation, réflexologie plantaire, drainage lymphatique (élimination des toxines de la lymphe), méditation, sauna, repos, lecture, massage, etc. Ces activités optimisent le jeûne et aident à vivre au mieux la semaine de mise en repos du système digestif.

➲

Passé la fatigue des deux premiers jours, une nouvelle énergie s'installe. Les marches des premiers jours sont les plus faciles, et en fin de semaine, la reprise d'énergie permet d'effectuer les plus belles randonnées du séjour.

On revient aussi de ces stages avec des informations complètes sur l'hygiène de vie, l'hygiène alimentaire, le fonctionnement de notre anatomie et physiologie digestive, le changement des mauvaises habitudes.

Un jeûne-randonnée ne s'improvise pas. Il se compose de trois phases :

- avant le jeûne : une semaine de préparation avec un protocole de descente alimentaire progressif ;
- la semaine de jeûne ;
- après le jeûne : une semaine respectant un processus de remontée alimentaire progressif.

(Retrouvez les adresses des organismes agréés par la Fédération française de jeûne et randonnée sur ce site : www.ffjr.com/adresses.php)

La grande marche : une semaine, un mois… et plus, un voyage en soi

C'est le propre des longs voyages que d'en ramener tout autre chose que ce qu'on y allait chercher[1].

Par sa durée, ses difficultés et ses exigences, une grande marche implique nécessairement une préparation, à la fois physique (endurance, alimentation, etc.), mentale (souplesse et disponibilité, état d'esprit particulier) et logistique (matériel, itinéraire, etc.).

Les occasions de partir marcher en itinérance une semaine entière ou tout un mois ne sont pas rares si on le veut bien et que l'on s'y prépare. Au-delà d'un mois, cela relève de l'exceptionnel, principalement en raison du rythme socio-économique actuel frénétique et dont il est de plus en plus difficile de s'échapper. Il va de soi qu'une grande marche se prépare sur tous les plans et commence par s'intégrer dans un calendrier.

L'expérience d'une telle marche produit des effets à court, moyen et long termes, et peut être une source intarissable dans laquelle puiser par le souvenir sérénité, simplicité et légèreté.

Le retour à des besoins simples et concrets

Nul besoin de partir à l'autre bout du monde pour vivre une expérience intense et riche d'enseignements. Partir marcher une ou plusieurs semaines, de villes en villages, en passant par la campagne, les champs et les forêts, nous permettra de reconsidérer notre strict nécessaire pour nous sentir bien : de l'eau, un bivouac au sec, de quoi s'alimenter simplement et intelligemment.

1. Nicolas Bouvier, *Chroniques japonaises*. Cf. *Œuvres*, Gallimard, « Quarto », 2004, p. 539.

Se munir de suffisamment d'eau ou prévoir des moyens sûrs de la recharger est sans doute la première chose à laquelle penser avant de partir. Car, sans eau, le parcours peut se transformer très vite en calvaire. Et, parfois, elle ne se trouve pas aussi facilement qu'on pourrait le penser. Compter sur les petites sources rencontrées sur le chemin peut être présomptueux, surtout en plein été, voire contre-indiqué si un troupeau de vaches ou de brebis paît tranquillement (défèque et urine) en amont. Plus fiable, s'arranger pour trouver un cimetière sur sa route permettra de nous ravitailler puisque tous sont équipés d'un robinet d'eau accessible et généralement potable.

Bivouaquer au sec ne veut pas dire dormir en gîte toutes les nuits. Les campeurs le savent bien, l'humidité permanente fatigue. Il conviendra donc de veiller à maintenir nos affaires au sec, à pouvoir sortir rapidement de notre sac cape ou imperméable en cas d'averse. Aussi, la qualité de la tente et de son imperméabilisation est importante eu égard à la durée du voyage à pied.

Voyager léger garantira un plaisir maximum et évitera une fatigue supplémentaire ; c'est pourquoi l'utilité de chaque objet à emporter devra être pesée au sens propre comme au figuré. Cela nous permettra de nous préoccuper de ce qui nous est donné à vivre à l'instant présent, de nous ressourcer en nous recentrant sur l'essentiel, à commencer par l'élimination du matériel qui ne serait pas indispensable. Ce temps de préparation entamera un processus d'épuration et de non-consommation superflue que la marche nous permettra de sublimer.

La découverte d'un territoire

Marcher plusieurs semaines, c'est aussi parcourir une géographie spécifique, la traverser et s'en imprégner, rencontrer les habitants, la faune et la flore de cet espace, éprouver un terrain, vivre un climat, avoir davantage le temps de s'imprégner des ambiances, des odeurs, des détails visuels. S'apercevoir que, d'une vallée à l'autre, tout peut changer : le caractère des hommes, la couleur de la terre, les traditions locales, l'odeur de la végétation, etc.

La marche donne ainsi accès à une connaissance subtile du territoire sillonné, un ensemble d'informations pas toujours visibles ou identifiables spontanément, mais qui nous auront remplis à notre insu de souvenirs indélébiles et d'apprentissages multiples. On croit traverser un lieu, et c'est aussi lui qui nous traverse et nous nourrit.

De l'effort physique au bien-être psychique

Ce retour à l'essentiel, à la fois par élimination du superflu et imprégnation d'éléments subtils du paysage, est intimement lié à l'effort physique et endurant que notre marche suppose.

Malgré (ou grâce à) quelques moments de fatigue, une expérience étonnante de liberté nous est donnée à vivre. La perte de certaines habitudes et la construction d'un quotidien itinérant sont particulièrement stimulantes et instructrices. Notre organisme entier participe au mouvement et au changement de regard.

Après une telle expérience, on revient transformé, plutôt grandi et fortifié. Elle nous change en profondeur. Il n'est pas rare que des décisions importantes soient prises au cours d'une longue marche. Elle clarifie l'esprit, agissant un peu comme un jeûne. En intensifiant l'existence, la marche au long cours améliore le bien-être sur tous les plans.

Pèlerinages et chemins de Compostelle

Tous les marcheurs savent que la fatigue peut être un moyen de progrès spirituel *.

On peut inscrire une longue marche dans le cadre d'un pèlerinage, religieux ou non, dans tous les cas empreint de spiritualité. Hors de ce cadre, il arrive de toute façon fréquemment au marcheur la surprise de se retrouver un temps – quelques heures ou quelques jours –, sans l'avoir cherché, sur un des nombreux chemins menant à Saint-Jacques-de-Compostelle, sanctuaire situé sur le territoire espagnol de la Galice. On reconnaît ces itinéraires aux tracés inscrits sur la pierre ou les arbres, illustrant une coquille immédiatement identifiable.

Ces chemins sont empruntés depuis le IXe siècle par des générations successives de voyageurs, dont les motivations varient selon les parcours personnels : ferveur chrétienne consistant à faire étape dans des monastères, expérience nomade, grande randonnée pédestre à travers des sentiers bien balisés, voyage en amateur d'architecture et d'art roman, etc. Certains chemins reprennent les itinéraires d'anciennes voies romaines, d'autres ont été tracés plus récemment.

Par son intensité et son intention, le dépouillement progressif qu'il implique, la nécessité de dépasser épreuves, fatigue et aléas climatiques, le pèlerinage relève du voyage initiatique.

Il fait sens et change véritablement notre vision du monde.

* Nicolas Bouvier, « Le flâneur ensorcelé. Charles-Albert Cingria », *La Nouvelle Revue Française*, nº 491, 1993. Cf. *Œuvres*, Gallimard, « Quarto », 2004, p. 1092.

— II —
Le bien-être par la marche

L'usufruit de la marche est infiniment supérieur à celui que l'on retire de toute autre forme de locomotion[2].

Les bienfaits procurés par la marche sont particulièrement complets. Ils agissent d'une manière globale, sur tous les plans. Peu d'activités peuvent prétendre à autant de bénéfices.

Gestuelle la plus universelle qui soit, la marche s'adapte à tous les cas particuliers, aux circonstances propres à chacun. Les tempéraments « sanguins » pourront se défouler en marchant vite, créant une dépense énergétique qui finira par leur apporter calme et équilibre. Inversement, les personnes plutôt inhibées seront dynamisées par l'exercice, celui-ci stimulant leur organisme et leur psychisme, les sortant ainsi de la « bulle » dans laquelle elles ont tendance à vivre.

Par souci de description, nous distinguerons les bienfaits physiques et physiologiques des bienfaits psychiques et psychologiques ; d'un côté le corps, de l'autre l'âme. Il va de soi que l'on ne peut les séparer, qu'agir sur l'un se répercute sur l'autre. Plus on est à l'aise avec son corps, plus on l'est dans la tête, et inversement.

---

2. Michel Puech, *Marcher*, Éd. Le Pommier, 2011.

1. Bienfaits physiques et physiologiques

La marche permet ce rapport décidé à soi qui n'est pas de l'ordre de l'introspection indéfinie (cette dernière préfère la position allongée sur le divan), mais de l'examen méticuleux. En marchant, on fait ses comptes avec soi-même : on se corrige, on s'interpelle, on s'évalue[3].

Les potentialités de la marche en termes de bienfaits sur le corps sont remarquables, bien davantage que peuvent en apporter des appareils électroniques sophistiqués ou des médicaments pris inutilement et débordant d'effets secondaires néfastes à moyen et à long terme.

Via la marche, la véritable rencontre, à la fois déconcertante et enrichissante, est celle qui se réalise avec notre propre corps. Ce noble véhicule, compagnon de toujours, jamais on ne l'avait fréquenté d'aussi près. En marchant, on entre en résonance avec lui, on apprend à connaître ses rythmes et ses possibilités, ses forces et ses faiblesses.

D'un point de vue physiologique, la marche agit sur tous les grands systèmes du corps humain :

- système cardiovasculaire ;
- système respiratoire ;
- système métabolique ;
- système ostéo-articulaire ;
- système immunitaire ;
- système hormonal ;
- système veino-lymphatique et drainage général ;
- système nerveux.

3. Frédéric Gros, *Marcher, une philosophie*, Éd. Carnets Nord, 2009, p. 261.

Bienfaits cardiovasculaires

Le système cardiovasculaire concerne le cœur, les vaisseaux sanguins et, d'une manière générale, le sang.

La marche procure une nette amélioration de la circulation sanguine. De plus, puisque marcher est une activité douce caractérisée par la progressivité et l'endurance, cette circulation est stimulée de manière saine.

La « pompe veineuse » fonctionne à pleine capacité, activée par les muscles des jambes. Ces bienfaits sur le système veineux des jambes sont reconnus par les angiologues, qui conseillent la marche en cas de varices ou varicosités, ou simplement en prévention.

Marcher permet de réduire la tension artérielle : moins d'hypertension (souvent due à un excès de sel et de stress), réduction des risques d'angine de poitrine, d'infarctus du myocarde, d'artérite et d'accident vasculaire cérébral.

Le cœur lui-même est fortifié. Avec la régularité de la pratique, il devient plus naturel de faire davantage d'efforts pour un pompage identique. N'oublions pas qu'anatomiquement, le cœur est un muscle. C'est seulement en le faisant travailler que nous parvenons à le renforcer. Il ne faut ainsi pas négliger tous ces petits moments où nous pouvons affermir notre muscle cardiaque, notamment lorsque nous avons l'opportunité de monter des escaliers, ce qui est particulièrement bénéfique pour le cœur. Peu importe le nombre d'étages, donnez-vous la discipline de ne plus prendre l'ascenseur.

Véritable instrument de mesure, boussole naturelle de notre état de santé général, il faut savoir être à l'écoute de son cœur. Si le rythme cardiaque est trop important, l'oxygène vient à manquer et l'organisme est alors en anaérobiose. C'est l'essoufflement. On se fatigue et on perd beaucoup d'énergie.

On finit par doser l'effort pour établir celui-ci à son juste milieu : ni trop, ni trop peu. Car à trop courir, on fatigue le corps et le mental ; à trop traîner, on ne profite pas des bienfaits procurés par la marche.

Au repos, le cœur bat normalement entre 60 et 80 pulsations par minutes (ppm). L'idéal consiste à ne pas dépasser les 120-130 ppm. Les conditions sont alors optimales pour assurer une bonne alternance entre le remplissage et le vidage complet du circuit sanguin. Avec l'habitude et l'endurance, ce rythme cardiaque descend à 100-110 ppm pour un même effort fourni.

En prenant régulièrement votre pouls, vous constaterez au fil des semaines une nette amélioration de vos performances cardiovasculaires.

La régularité et la stabilité du rythme cardiaque peuvent par ailleurs être contrôlées et améliorées de manière spectaculaire si nous y associons une bonne respiration.

Chemin faisant, nous...

... bénéficions d'un renforcement cardiovasculaire progressif ;
... activons la circulation sanguine ;
... gagnons en endurance ;
... réduisons la tension artérielle.

Système respiratoire

Mieux marcher, c'est aussi mieux respirer.

En marchant, l'énergie corporelle sollicitée entraîne un besoin accru d'oxygène dans le sang. Un seul organe permet d'effectuer cet apport : les poumons.

En respirant convenablement, on gagne en énergie, mais pas seulement : les tensions internes sont atténuées, le stress se dissout. Bien respirer, c'est accomplir cet acte si commun d'inspirer puis d'expirer l'air mais de façon optimale, c'est-à-dire :

- profondément, non superficiellement ;
- de manière régulière ;
- inspirer par le nez et expirer par la bouche.

Cette manière améliorée de respirer n'est donc pas seulement thoracique. Plus complète, elle assure une meilleure oxygénation de l'organisme et rétablit une circulation énergétique globale plus performante et donc plus bienfaisante.

Lors de votre prochaine marche (ce peut être simplement en allant chercher le pain), vérifiez que vous respirez convenablement. Les soucis du quotidien, les contrariétés, la fatigue accumulée, etc., ont la fâcheuse tendance à nous faire respirer de manière tout à fait superficielle, uniquement en surface, parfois presque en apnée. C'est en marchant que l'on peut facilement évaluer si l'on respire bien ou mal. Il s'agit de caler notre rythme respiratoire sur celui de nos pas. Difficile au début. Une fois acquise, cette habitude demeure, devenant kinesthésique, le corps sait alors de lui-même se coordonner au mieux. Cela n'empêche pas de vérifier parfois si l'harmonie est maintenue.

Un bon compromis est d'inspirer tous les quatre pas, puis d'expirer pendant quatre autres pas. On entre ainsi dans un bercement lancinant, agréablement hypnotique ; une musicalité naît de la marche. On retrouve d'ailleurs cette musicalité dans les rythmiques et musiques des Touaregs, peuple marcheur.

Cette musicalité ne s'installe pas immédiatement. Sans demander de déambuler des heures et des heures, elle nécessite d'avoir au moins marché plus d'une demi-heure pour apparaître. On dirait presque qu'elle se mérite.

L'oxygénation du sang via les poumons remplis d'air, nécessaire pour alimenter les muscles, est également bénéfique au cerveau. Celui-ci, gros consommateur de sang, est alors irrigué par un liquide sanguin riche en oxygène. Le cercle vertueux s'installe : cette oxygénation du cerveau exerce une stimulation cérébrale, les capacités de réflexion sont améliorées, on a les idées plus claires. On se sent tout simplement bien.

Parmi les bienfaits indirects de la marche, on peut mentionner celui de révéler nos faiblesses, nos carences. Par exemple, un point de côté peut être le signe d'un dysfonctionnement du foie ou du diaphragme. Diagnostiquer une faiblesse, l'atténuer par les soins adéquats (meilleures habitudes alimentaires, assainir son environnement et ses relations, recourir aux médecines énergétiques), c'est favoriser le terrain pour que maux et maladies ne s'installent pas (prévention).

En pratiquant régulièrement la marche, les essoufflements s'estompent dans le temps. Vous le ressentirez rapidement lorsque vous monterez des escaliers. Vous reprenez plus rapidement votre souffle ; sitôt l'effort achevé, la respiration retrouve son rythme naturel, le nombre de pulsations par minute revient à son niveau d'équilibre.

Une bonne respiration a un effet calmant et déstressant, harmonise le système nerveux, active l'énergie et développe les capacités de la cage thoracique dans son entier.

Trois types de respirations sont principalement utilisés :

- respiration claviculaire : effectuée avec la partie haute de la cage thoracique et des poumons ;
- respiration costale : correspondant à la partie moyenne du thorax, exercée avec les côtes ;
- respiration abdominale : la personne respire en quelque sorte avec le ventre ; cette respiration met en effet en jeu le diaphragme, muscle situé entre la cage thoracique et l'abdomen.

La respiration complète en est une combinaison et fait se succéder l'abdominale, la thoracique, la claviculaire. Cet ordre est suivi aussi bien à l'inspiration qu'à l'expiration.

Avec l'habitude, on acquiert le rythme naturel de la respiration, correspondant à un mouvement continu ondulatoire. Cette ondulation démarre donc à l'abdomen et aboutit en haut de la cage thoracique.

Chemin faisant, nous...

- ... renforçons le système cardio-respiratoire ;
- ... respirons plus convenablement ;
- ... développons les capacités des voies aériennes et de la ventilation pulmonaire.

Bienfaits sur le métabolisme

La pratique de la marche permet une meilleure activation des processus physico-chimiques, moléculaires et énergétiques à l'œuvre dans l'organisme. Celui-ci fonctionne plus efficacement et plus rapidement. C'est pourquoi l'exercice quotidien de la marche est particulièrement préconisé en cas de surpoids et d'obésité, en présence de diabète.

Quand le corps dépense de l'énergie, il puise d'abord dans les réserves glucidiques, seulement ensuite dans les graisses. Si l'on souhaite voir ainsi fondre les kilos en excès, il est nécessaire de faire des marches dépassant quarante minutes. Marcher lentement mais longtemps garantit la fonte de la graisse.

Surpoids et obésité

Mauvaises habitudes nutritionnelles et sédentarité créent les conditions adéquates au surpoids et à l'obésité. Le cercle vicieux s'installe : l'augmentation pondérale favorise l'immobilisme, accentuant alors la sédentarité, qui elle-même fait augmenter le poids.

Le piège de la sédentarité, c'est de prolonger trop longuement la position assise. Le goût de l'effort a disparu et a laissé la place au « tout, tout de suite ».

La marche permettra une remise en route de l'organisme, en même temps qu'elle obligera le corps à puiser dans ses réserves glucidiques, puis lipidiques au-delà de quarante minutes de pratique :

- pendant les vingt premières minutes de marche, ce sont les sucres présents dans le sang que nous utilisons pour produire notre énergie ;
- pendant les vingt minutes suivantes, c'est le sucre stocké dans notre foie sous forme de glycogène ;
- au-delà de quarante minutes, nous puisons dans nos réserves de graisses. C'est la raison pour laquelle nous conseillons de marcher au-delà de cette durée.

Les bénéfices sont multiples :

- nous perdons du poids en déstockant nos mauvaises graisses ;
- nous soulageons notre foie ;
- nous perdons du cholestérol, excrété par les glandes sébacées ;
- nous perdons de l'acide urique, excrété par les glandes sudoripares.

Il va sans dire que l'association de la marche à une alimentation équilibrée appropriée (type régime crétois), ni trop grasse ni trop sucrée, pourvue en fruits et légumes frais, en évitant au maximum les plats déjà cuisinés et, plus globalement, tout ce qui est conditionné en boîte, constitue le duo gagnant pour retrouver ou se maintenir en bonne forme.

Pratique physique en endurance douce, pratiquée en aérobie (c'est-à-dire sans dette d'oxygène, à la différence de l'anaérobie), la marche est l'activité idéale de reprise progressive d'une activité qui nous permet de bouger, de nous dépenser à nouveau.

Diabète

La marche est recommandée par les médecins diabétologues en tant que traitement préventif adéquat.

Pour les diabétiques de type 2, c'est-à-dire les personnes qui n'ont pas besoin d'insuline et traitées par médicaments, il a été prouvé qu'une demi-heure de marche quotidienne permet de faire baisser l'hémoglobine glyquée (mémoire du taux de sucre dans le sang des trois derniers mois) d'au moins 0,5 %, sans régime.

D'une manière générale, marcher stimule. On trouve là un intérêt pour les personnes souhaitant retrouver l'appétit et l'appétence.

La marche digestive

La marche a de tout temps été employée pour ses propriétés digestives. Que le repas ait été copieux ou plus modeste, marcher fait sortir de la petite torpeur (somnolence postprandiale) créée par le processus de digestion. Elle soulage aussi des éventuels ballonnements et flatulences.

Chemin faisant, nous...

- ... évitons les dérèglements métaboliques ;
- ... inhibons l'apparition de maladies plus ou moins graves ;
- ... luttons contre les effets nocifs de la sédentarité ;
- ... agissons sur la stimulation biologique ;
- ... stimulons le métabolisme général par la fonte des calories en excès et affinons notre silhouette ;
- ... agissons en prévention du diabète ;
- ... soulageons la digestion.

Bienfaits ostéo-articulaires

Qu'est-ce donc que Delphes pour celui qui, débarquant d'un autocar climatisé, peine à gravir sa voie sacrée[4] ?

On compte 206 os et 660 muscles dans le corps humain. Parmi ce fabuleux assemblage, l'élément primordial concerne les zones réalisant des jonctions.

Toute machine doit fonctionner régulièrement, être entretenue, faute de quoi le mécanisme finit par se gripper. Il en est de même pour le corps : un manque d'activité physique entraîne, à plus ou moins long terme, des complications ostéo-articulaires. Moins mobile, moins élastique, « on rouille » comme le dit si bien la sagesse populaire. La sédentarité (et l'invention du canapé) a accentué le phénomène.

Or, la marche entretient les articulations, les tendons, les ligaments, les cartilages ; elle améliore leur souplesse. Elle agit naturellement sur le processus de lubrification des articulations et sur la prévention des risques d'arthrose. Avec l'habitude, les douleurs articulaires se font plus rares.

La masse osseuse est renforcée. En effet, les pressions et vibrations sur les composantes osseuses renforcent l'architecture des travées osseuses et augmentent la fixation du calcium dans les os. Naturellement, cette fixation est déjà amorcée par la pesanteur et la gravité qui nous ont donné la solide charpente caractérisant le statut de bipède.

La maîtrise des mouvements corporels et de l'équilibre est améliorée. Plus agile, on est moins sujet aux foulures, aux entorses, aux chutes.

Dans la marche, il y a toujours au moins un des deux pieds en appui au sol, à la différence de la course, où les deux décollent. Grâce à cette douceur naturelle, les vertèbres, les articulations des hanches, des genoux et des chevilles sont préservées.

4. Émeric Fisset, *L'ivresse de la marche*, Éd. Transboréal, 2008, p. 76.

Marcher offre un renforcement de la musculature. Les jambes sont concernées au premier chef, mais pas seulement. L'ensemble du dos est gainé, restructuré, apportant une meilleure posture générale : la cambrure du dos redevient naturelle, droite, les épaules ne tombent plus et le port de tête est dans le prolongement de la colonne vertébrale.

Marcher est également un facteur de prévention de l'ostéoporose.

Chemin faisant, nous...

... favorisons l'augmentation du volume musculaire ;
... évitons les complications ostéo-articulaires ;
... renforçons la masse osseuse ;
... agissons en prévention de l'ostéoporose.

Système immunitaire

Par ricochet, grâce à la marche, le corps est plus résistant, donc mieux préparé pour lutter contre les virus, les bactéries, les changements brusques de saison et de la météorologie. Autrement dit, on devient moins malade, on se sent moins fatigué.

Mieux reposé, l'organisme est plus à même de se défendre contre les différentes affections.

Chemin faisant, nous...

... entretenons une forme de base minimale ;
... renforçons l'endurance et la forme physique ;
... résistons mieux aux agressions subies par l'organisme.

Système hormonal

La marche stimule le système hormonal et endocrinien. Celui-ci est composé par l'ensemble des glandes endocrines déversant leurs hormones dans le sang.

Les hormones ont le rôle fondamental de messager dans le corps, substances agissant à distance et par voie sanguine sur les récepteurs spécifiques de telle ou telle cellule.

Par exemple, l'activité pédestre permet la stimulation de l'ACTH (hormone corticotrope, ou adrénocorticotrophine). Cette hormone, synthétisée et sécrétée par l'hypophyse (partie antérieure), a un rôle dans la croissance et le développement de la glande surrénale, et stimule la sécrétion corticale de glucocorticoïdes, hormones intervenant dans les mécanismes de défense de l'organisme contre le stress.

Chemin faisant, nous…

… stimulons le système hormonal et endocrinien ;
… gommons les effets du stress.

Drainage général

L'éloge de la marche n'est plus à faire : toutes les grandes traditions mystiques ont reconnu ses vertus de décantation et de purgation[5].

Sudation et bienfaits cutanés

Les balades de plusieurs heures garantissent une sudation satisfaisante, facteur essentiel pour éliminer les toxines. Même la légère sudation apparaissant lorsque l'on marche peu de temps mais d'un pas appuyé est bénéfique.

Le corps humain possède plusieurs émonctoires, désignant par ce terme les organes et les voies servant à

5. Nicolas Bouvier, « Routes et déroutes. Réflexions sur l'espace et l'écriture », 1989. Cf. *Œuvres*, Gallimard, « Quarto », 2004, p. 1076.

l'évacuation des déchets toxiques. Ils agissent comme des vannes évitant d'accumuler les déchets à l'intérieur. On recense cinq émonctoires principaux : le foie (élimination des toxines et des déchets par la bile), les intestins (élimination par les substances fécales), les reins (par l'urine), les voies respiratoires (par le CO_2 et les glaires) et la peau (par la sueur).

Après une longue séance de marche et une sudation plus importante, la peau joue pleinement son rôle d'évacuation et d'équilibration de l'organisme.

Marcher procure un avantage supplémentaire : grâce à la sudation, les pores de la peau sont nettoyés en profondeur, améliorant ainsi la santé cutanée.

Système urinaire et système lymphatique

En marchant, sans nous en apercevoir, les organes sont à l'œuvre. Concernant le système urinaire, le processus de remplissage puis de vidage de la vessie s'en trouve dynamisé. Sans compter le plaisir d'uriner en nature (du moment que l'on s'éloigne du sentier et que l'on ne laisse pas de mouchoirs en papier partout…).

L'activation de la circulation permet une meilleure filtration rénale.

C'est l'ensemble du système lymphatique qui bénéficie d'un drainage général en évacuant les liquides en excès présents dans les tissus, facilitant alors le fonctionnement du système immunitaire grâce à la stimulation des globules blancs.

Chemin faisant, nous…

… stimulons les organes d'élimination des toxines (peau, intestin, reins, foie, poumons) ;
… dynamisons le système urinaire et le système lymphatique.

La marche relaxante (bienfaits sur le système nerveux)

Nous l'avons déjà évoqué, marcher permet de devenir moins sujet au stress.

Grâce à l'oxygénation du sang et à la production d'endorphines et autres sécrétions, le sentiment de bien-être et de sérénité s'installe durablement.

On dit aussi que la marche épuise la colère. C'est vrai. Elle est tout à fait indiquée pour les personnes tendues, sujettes aux emportements et aux contrariétés répétées. Elle les canalise.

Au cours de la marche, il est judicieux de veiller à ce que tous les muscles faciaux soient bien détendus et décontractés. Cette décontraction se répercute sur l'ensemble du corps et apporte une détente naturelle et bienfaitrice pour l'ensemble du système nerveux. Une autre partie du corps est souvent concernée par la contraction et l'accumulation des tensions nerveuses : les épaules.

Plutôt que de s'immobiliser devant la télévision (tout en se faisant remplir par du vide) ou s'isoler dans le brouhaha des réseaux sociaux et leurs messages en attente, une petite marche après une journée difficile et compliquée aura beaucoup plus de résultats en termes de relaxation.

On dit souvent que l'on n'a pas le temps de marcher. Mais si l'on calcule les heures déraisonnables passées devant la multitude d'écrans qui jalonnent désormais nos vies, nous voyons bien que nous en disposons suffisamment.

Une marche prolongée assure une « bonne fatigue ». Par voie de conséquence, la marche contribue à améliorer la qualité du sommeil, plus profond et réparateur. Le retour à la maison est très apprécié, et après un repas et quelques étirements, on rejoindra son lit avec la garantie de dormir à poings fermés.

Plus généralement, marcher prévient et soulage les différents troubles du sommeil : insomnies temporaires ou durables, difficultés d'endormissement, apnée du sommeil, etc.

Chemin Faisant, nous...

... rééquilibrons le système nerveux ;
... éliminons le stress ;
... agissons sur les troubles du sommeil.

Un outil de rééducation et réadaptation

Il se remettait rapidement et menait sa convalescence à coups de plaisir modiques et bien mesurés : un verre de thé sous les peupliers, une promenade de 50 mètres, une noix[6].

« On reconnaît le bonheur au bruit qu'il fait quand il s'en va » (Jacques Prévert). Il en est de même avec la marche. Il suffit d'une petite entorse, d'une grosse grippe ou, plus grave, une jambe cassée ou une infection nécessitant une hospitalisation pour se rendre compte à quel point le simple fait de marcher nous manque.

Il y a de la douceur dans la marche. À ce titre, lors de la période de convalescence, elle est recommandée pour reprendre pied progressivement. Elle remet le corps en route. La simple possibilité de faire à nouveau quelques pas, même « une promenade de 50 mètres » redonne confiance, on sait que l'on remonte la pente.

Activité physique idéale pour les personnes âgées, elle peut être pratiquée jusqu'à très tard dans la vie.

Chemin Faisant, nous...

... vivons avec douceur une période de convalescence.

6. Nicolas Bouvier, *L'usage du monde*. Cf. *Œuvres*, Gallimard, « Quarto », p. 204.

La marche consciente

Marcher, c'est simplement se réapproprier son corps, faire corps avec lui.

La marche consciente consiste à s'observer, percevoir la manière dont le poids corporel se répartit selon les mouvements, sentir l'alternance des pas, la manière de poser le pied au sol puis de le soulever, le petit balancement des bras.

Se remettre à l'écoute de son corps, c'est aussi savoir capter les éventuels signaux d'avertissement qu'il peut envoyer. C'est l'occasion de prendre conscience de tensions dans les épaules, d'une douleur au niveau des muscles adducteurs ou d'une sciatique latente.

Signes d'un mental préoccupé, il peut nous arriver de marcher les dents serrées (ce qui agresse la dentition et est propice aux céphalées) ou de se ronger la peau de l'intérieur de la bouche. Par effet miroir, la marche consciente facilite l'élimination des troubles du comportement.

Cette attention portée à l'organisme permet de rentrer en soi, de faire la place au silence et à l'intériorité. Et nous voyons là se dessiner la richesse de la marche en termes de bienfaits pour le psychisme, de sérénité du mental et de liberté de l'esprit.

Chemin faisant, nous...

... marchons plus naturellement ;
... évacuons les tensions corporelles ;
... sommes bien dans notre corps.

2. Bienfaits psychiques et psychologiques

Marcher fatigue un peu le corps mais repose beaucoup l'esprit. C'est un vrai soin de soi[7].

Nous avons tous eu l'occasion, à un moment ou à un autre de notre existence, de ressentir un besoin impérieux de marcher, de prendre l'air, poussés d'instinct à profiter des bienfaits de la marche pour le psychisme. S'aérer la tête, prendre du recul, penser, ne pas penser, calmer la nervosité et les angoisses : autant de qualités propres à la marche.

Une bouffée d'air pour le mental

Et ce n'est pas l'une des moindres vertus du voyage à pied que cette obligation qu'il donne de reconsidérer ce que l'on est réellement soi-même, hors de tout réseau d'appartenance ou de contexte social[8].

Partir à pied développe l'une des qualités humaines les plus riches : la capacité d'émerveillement. Plus prosaïquement, marcher apporte une bouffée d'air pour le mental.

En soutien à un mental fatigué et déprimé, la marche permet la sécrétion d'endorphines ; molécules proches des opiacés, celles-ci procurent bien-être et sentiment de délassement.

Lorsque ces endorphines ne sont pas suffisamment produites par l'organisme, nous avons tendance à nous orienter vers des conduites de compensation, les fameux comportements addictifs, qui vont de l'usage immodéré du tabac, de l'alcool, du café, du cannabis, des jeux à gratter,

7. Michel Puech, *Marcher*, Éd. Le Pommier, 2011, p. 57.
8. Émeric Fisset, *opus cité*, p. 62.

des drogues chimiques illégales ou légales (antidépresseurs, anxiolytiques, bêtabloquants, etc.) à l'utilisation compulsive d'écrans (téléphone portable, jeux vidéo, etc.).

Chemin faisant, nous...

... sécrétons des hormones anti-stress ;
... pratiquons une activité saine et tonifiante ;
... luttons contre les effets et les méfaits de la vie moderne.

Développement des capacités cérébrales

C'est d'ailleurs une particularité du voyage à pied que les noms des lieux traversés s'inscrivent durablement dans la mémoire[9].

La marche améliore les capacités mémorielles grâce à cette faculté de faire surgir à l'esprit mille souvenirs, mille visages.

La capacité d'émerveillement que nous évoquions précédemment alimente par rebond la stimulation de l'activité psychique. Les cinq sens sont en alerte, la vivacité de l'esprit est décuplée. Cheminer devient riche d'apprentissages formels et informels.

Un lieu traversé à pied a la particularité de n'être jamais oublié ; il s'imprègne profondément dans nos différents types de mémoire.

Chemin faisant, nous...

... améliorons nos capacités mémorielles ;
... bénéficions d'une meilleure vivacité cérébrale.

9. *Ibid.*, p. 27.

La marche comme liberté d'être

Pensez à la liberté qui est la mienne ! Si je veux voyager, je n'ai qu'à me lever et mettre un pied devant l'autre[10].

Sans aller jusqu'aux situations extrêmes et contraintes de détresse humaine dans lesquelles la marche est associée à l'exil ou la fuite, il est vrai qu'en dernier recours, l'être humain est poussé à marcher. C'est parfois tout ce qu'il nous reste lorsque l'on a tout perdu.

Marcher est source de liberté, quel que soit le contexte. Quelques pas suffisent en effet pour nous libérer d'un lieu où l'on étouffait. Prendre la route, c'est déjà entrer en voyage. Quelques pas et nous voilà ailleurs, le décor défile autour de nous.

Chemin faisant, nous…

… nous sentons plus libre ;
… allégeons le poids de l'existence.

S'accomplir dans et par la marche

La vertu du voyage à pied réside dans cette faculté qu'il restaure. Par quel miracle, sortis du carcan de la routine et de l'indifférence, nous intéressons-nous, sitôt que nous sommes en route, au boulanger qui cuit son pain, à la moindre personne rencontrée. Et quelle aubaine que ce que notre disponibilité d'esprit, revivifiée par la marche, nous permet de comprendre du monde et de nos semblables[11].

La marche est utile pour jouer le rôle de préparation mentale avant un événement important (examen, entretien, rendez-vous, etc.).

10. Parole de Peace Pilgrim, militante américaine pacifiste et végétarienne (citée par Rebecca Solnit, *L'art de la marche*, Éd. Actes Sud, coll. « Babel », 2002, p. 82). De son vrai nom Mildred Lisette Norman, cette femme étonnante à la détermination sans faille a marché pendant vingt-huit ans en faveur de la paix.
11. Émeric Fisset, *opus cité*, p. 88.

Nous pouvons nous accomplir par le côté gratifiant qu'elle procure, la fierté qu'elle offre d'avoir parcouru un petit bout du chemin.

S'il ne fallait retenir qu'un seul enseignement parmi tous ceux offerts par la marche, ce serait celui qui consiste à réaliser que *l'important n'est pas le but, mais véritablement le chemin que l'on parcourt*. L'objectif, l'étape ne représentent que des horizons lointains qui, sans cesse, reculent au fur et à mesure que l'on avance. Il y a un côté illusion dans le but. À trop être focalisé sur celui-ci, on ne vit pas pleinement le chemin permettant d'y arriver, on passe à côté du fameux « ici et maintenant ».

Comprendre la portée du chemin et la relativité du but est un excellent accomplissement de soi et du sens de la vie. Tout est là, devant nous, il « suffit » d'y prêter attention, de vivre chaque situation et chaque instant comme s'ils étaient les derniers.

Chemin faisant, nous…

… renforçons le mental ;
… donnons du sens à la vie.

La marche méditative

Nous ne faisons pas partie de ceux qui n'ont de pensées que parmi les livres, sous l'impulsion de livres ; nous avons l'habitude de penser en plein air, en marchant[12].

Marcher permet de rentrer en soi, faire le vide de tout ce qui s'accumule dans la tête.

Si la position assise et immobile est propice à la méditation, la position debout et mobile ne l'est pas moins. La marche possède également ce rôle méditatif, cette fonction

12. Nietzsche, *Le Gai Savoir*, § 366.

de « yoga psychologique ». Elle va nous permettre de nous déconnecter tout en étant mieux connecté à ce que, dans la tradition orientale, on appelle « l'axe terre/ciel », ou à « l'axe du monde » (*Axis Mundi*).

Faire le vide, c'est laisser monter les pensées incessantes, comme des bulles de savon qui s'élèvent doucement puis viennent éclater pour laisser la place à d'autres. Au bout d'un moment, celles-ci sont moins nombreuses, moins prégnantes, moins perturbantes, on commence à ne plus prêter attention à leur contenu ni à leur signification. Le silence s'installe dans le mental, et l'on rejoint cet état particulier de la conscience tant recherché par les moines méditants et les pratiquants du bouddhisme, entre autres.

Nombreux sont les philosophes et écrivains ayant beaucoup marché pour nourrir leur réflexion sur le monde et bénéficier du bercement méditatif du rythme pédestre.

Le plus connu est, bien sûr, Rousseau, qui affirmait ne pouvoir penser vraiment qu'en marchant. Se joignent à lui Nietzsche, Kierkegaard, Thoreau, Rimbaud, Nerval, Kant, Stevenson et bien autres. L'approfondissement des réflexions sur les aspects philosophiques de la marche sort du cadre de ce petit ouvrage avant tout axé sur la santé et le bien-être. Il existe toutefois de très bons ouvrages sur le sujet, dont vous trouverez les références dans la bibliographie.

Chemin faisant, nous…

… accédons à des états méditatifs propices à une profonde relaxation ;

… laissons la place au calme et au silence.

La marche réflexive avant prise de décision

Le rythme si particulier de la marche et la dimension spécifique dans laquelle il nous glisse favorisent l'émergence d'autres types de pensées, sollicitent d'autres aires du cerveau. Comme cela peut nous arriver en pleine tâche ménagère ou de rangement, subitement une idée géniale éclot, une profonde réflexion émerge. L'Eurêka frappe à la porte !

Le rythme créé par la marche est en résonance avec le rythme du fonctionnement de l'esprit, le rythme noologique[13]. Respiration et battements du cœur offrent une musicalité idéale pour penser dans les meilleures conditions. L'état réflexif dans lequel nous plonge la marche tient en un mot : la clarté.

Cet état d'esprit est une belle occasion de prise de recul avant une décision importante et décisive. Faire un choix lors d'une marche, de préférence seul, aide à décider quel doit être le chemin de sa vie.

Chemin faisant, nous...

... prenons du recul sur les êtres et les choses ;
... sommes plus aptes à prendre des décisions dans de bonnes conditions.

13. Du grec *noos*, « esprit », et *logos*, « discours ». « Nom donné par Ampère aux sciences de l'esprit et tout ce qui se rapporte à l'esprit (y compris les sciences philosophiques, ethnologiques, politiques), en opposition aux sciences de la matière dites *cosmologiques.* »
Louis-Marie Morfaux, *Vocabulaire de la philosophie et des sciences humaines,* Librairie Armand Colin, 1980.

Mieux observer la nature grâce à la marche

Car la marche permet de redécouvrir l'importance des saisons et des grands rendez-vous annuels qu'étaient les équinoxes, et plus encore les solstices[14].

Aucune autre activité ne se prête mieux que la marche pour observer la nature.

Sa pratique régulière développe avec acuité nos facultés de perception et notre sens de l'observation.

La lenteur et la liberté de mouvement qui la caractérise facilitent surtout l'immersion dans l'environnement qui nous entoure. On s'arrête et on repart à loisir. On peut s'émerveiller à l'infini des formes, des couleurs, de l'incroyable monde des insectes, surprendre un animal au détour d'un sentier, nommer les essences d'arbres et les variétés de plantes, etc. Une véritable empathie s'installe avec l'environnement que l'on traverse, avec tous les éléments que nous y rencontrons.

Évoquons au passage le plaisir et la sagesse qu'il y a à observer la démarche des animaux. À ce propos, les arts martiaux ont à leur origine beaucoup privilégié l'observation du règne animal pour affiner les techniques de déplacement, de défense et d'attaque, les manières de saisir, de transférer le poids du corps sur les membres, de passer d'une posture à une autre. Étudier la gestuelle des animaux est un formidable outil d'analyse et de compréhension de notre propre bipédie.

Chemin faisant, nous...

... développons nos capacités d'observation de la nature ;
... devenons plus sensibles à l'environnement qui nous entoure.

14. Émeric Fisset, *opus cité*, p. 16.

La marche thérapeutique

Personne ne marche par le seul pouvoir de ses pieds[15].

Je connais plusieurs personnes qui ne seraient plus de ce monde si elles n'avaient pas utilisé la marche comme méthode pour les aider à vivre, à supporter l'existence, à sortir de leurs problèmes ou d'une mauvaise passe.

Si la marche repose et régénère, plus globalement, elle peut remplir un rôle de soin mental à part entière. Indépendamment ou en complément d'une médication appropriée, la marche possède incontestablement cette vertu d'apaiser les maux de l'âme. Nous pouvons la concevoir telle une prescription médicale, du type « une marche matin, midi et soir pendant un mois »…

Pour les personnes connaissant des situations marquées par le délitement des liens familiaux, aller marcher ensemble en nature peut permettre de spectaculaires rapprochements, briser des non-dits, accepter les différences et favoriser une compréhension mutuelle.

La marche resserre les liens entre les gens. Alors, tout simplement, après une dispute, ou bien s'il existe un différend à résoudre entre deux individus, marcher à deux a le don de calmer les tensions, faire reposer les remous, procurer le recul nécessaire permettant d'avoir une attitude plus mesurée, des comportements moins rigides et des arguments moins arrêtés.

Et si l'on allait marcher ?

15. *Ibid.*, p. 18.

— III —

Marche et démarches (aspects pratiques)

D'un point de vue pratique, on peut décomposer la marche en trois phases distinctes :

- les préparatifs avant d'aller marcher ou d'entreprendre une randonnée ;
- la marche elle-même ;
- le retour.

1. Se préparer à marcher

En quelques années, les magasins spécialisés dans les pratiques sportives ont doublé leur surface de rayon consacrée à la marche et la randonnée. Savoir ce dont on a réellement besoin, c'est aussi ne pas s'encombrer d'inutile… et par là même alléger son sac à dos.

Matériel et équipement

En termes de matériel et d'équipement, le marcheur n'a besoin de presque rien ; c'est d'ailleurs l'activité la moins gourmande en accessoires et matériels spécialisés. Il ne peut cependant faire l'économie d'un minimum apportant confort et praticité.

Tout dépendra de la nature de la marche souhaitée. Il va de soi que l'on ne s'équipe pas de la même manière selon que l'on traverse une région entière à pied en plusieurs jours ou bien que l'on fasse sa marche relaxante de fin de journée. Et les contextes sont différents entre la marche-santé et la marche-plaisir.

Les chaussures

Les chaussures sont l'un de ces humbles outils de l'humanisation dont nous oublions facilement l'existence[16].

En fonction du type de marche, les chaussures portées peuvent être assez variées. En élargissant l'éventail de manière large, celles-ci peuvent aller de la bonne sandale à la chaussure de trek « high-tech ». Là aussi, le bon sens et le confort doivent primer sur toute autre considération.

Une expression populaire exprime à la perfection l'importance de se sentir avancer, d'être bien dans la tête : « être à l'aise dans ses baskets ».

Les aspects primordiaux à privilégier lors du choix sont la stabilité, la souplesse et l'amortissement des chocs.

Pour une marche conséquente, évitez les chaussures de sport classique : elles n'assurent pas une protection suffisante des chevilles.

Les chaussures doivent vous aller « comme un gant » : la forme du pied étant propre à chacun, il est important que celui-ci épouse au plus près la forme de la chaussure lorsqu'on l'essaye pour la première fois. Il faut en tester au moins cinq différentes et prendre le temps de bien les analyser avant de se décider. Attention à la prolifération de chaussures de mauvaise qualité… Prévoyez un budget conséquent, vos pieds le méritent : sans eux, pas de marche.

Avoir de bonnes chaussures requiert les qualités suivantes :

- un talon souple et matelassé ;
- un dessus en cuir ;
- une semelle externe souple et élastique ;
- une semelle interne solide et stable.

16. Michel Puech, *Marcher*, Éd. Le Pommier, 2011, p. 23.

Parmi les particularités des chaussures de marche, on peut chercher un modèle possédant une inclinaison du talon pour optimiser l'amortissement.

Ces précautions en amont épargneront ampoules ou phlyctènes, ecchymoses sous l'ongle, champignons ou mycoses. Les causes premières de ces maux sont la transpiration des pieds, les échauffements induits par les frottements, l'emprisonnement prolongé du pied en milieu fermé. C'est la raison pour laquelle un espace d'environ un centimètre doit demeurer entre le bout des orteils et la paroi de la chaussure. Cette marge présente plusieurs intérêts : elle permet la liberté de mouvement de va-et-vient du pied pendant la marche, et maintient un espace nécessaire, puisque le pied finit toujours par gonfler plus ou moins.

D'ailleurs, pour soulager les pieds endoloris par plusieurs heures de marches, un bain de pieds est le bienvenu pour ses bienfaits décongestionnants, au retour chez soi ou directement pendant la balade si les conditions le permettent (cours d'eau, lac, fontaine, etc.).

Avant de partir, il faut prendre le temps de se couper les ongles des pieds, curer délicatement les dépôts présents sous les ongles. S'occuper de ses pieds peut être un moment de relaxation et de ressourcement.

N'oublions pas de penser aussi aux chaussettes. Un mauvais choix de chaussettes peut être facteur de transpiration excessive, d'ampoules, d'irritation et autres désagréments qui ont le don de gâcher le plaisir de la marche. Là aussi, il faut y mettre le prix, c'est important.

Il existe notamment des chaussettes spéciales dont la couture est située à l'extérieur, minimisant les risques d'inflammation.

Les vêtements

Là encore, leur choix relève du bon sens. Les maîtres mots sont *confort* et *adaptation*. *Confort* : être à l'aise, au propre comme au figuré, c'est-à-dire pas trop serré, dans des matières légères. *Adaptation* : en fonction de la météo, de la saison et de la durée de la marche, toujours viser l'équilibre entre ne pas se charger inutilement et pallier l'imprévu.

L'astuce consiste à s'habiller par couches d'oignon. On enlève ou rajoute des couches à loisir. Beaucoup utilisent le « système des trois couches » :

- la première couche assure la tenue au sec en évacuant la transpiration ;
- la couche intermédiaire isole et doit pouvoir transférer les effets de condensation à la couche externe ;
- cette dernière protège des hostilités de l'environnement : vent, pluie, griffures de plantes. Évidemment imperméable, elle doit également laisser filtrer la sueur.

Elles ne doivent pas gêner la transpiration (fonction émonctoire de la peau), c'est là le point commun de ces différentes couches.

Disposez toujours d'un poncho imperméable : il garantit de rester au sec même sous de grosses averses. De même, un châle ou une écharpe sont appréciés le soir ou lorsque la température baisse subitement.

Le sac à dos

Accessoire intime du marcheur, le sac à dos doit lui permettre d'être autonome et de parer aux imprévus.

L'organisation sera optimisée pour offrir un accès rapide aux objets qui s'y trouvent et éviter qu'un élément rigide entraîne un frottement désagréable dans le dos.

Le port du sac ne doit provoquer aucune courbure. Même chargé, il est essentiel de toujours veiller à contrôler la rectitude de la colonne vertébrale.

Attention à la phase de raccrochage du sac sur le dos. Si l'on est trop brusque, on peut facilement se déplacer une vertèbre ou blesser les articulations de la région des épaules.

Les réserves d'eau et objets lourds seront sanglées sur les bords inférieurs en répartissant le poids symétriquement.

L'eau

Partir marcher plus d'une heure nécessite de penser à l'eau.

Pour les grandes marches, la réserve d'eau constitue une part importante du poids total du sac.

Avant le départ, il convient d'anticiper et repérer sur la carte les lieux d'étapes dans lesquels il sera possible de se réapprovisionner. Il est crucial d'éviter les mauvaises surprises et de toujours en prévoir plus que nécessaire, ce n'est jamais perdu.

En cas de doute sur la provenance de l'eau et l'impossibilité absolue d'en trouver ailleurs, il suffit de la faire bouillir pour détruire les éventuelles bactéries.

Ne pas rester plus d'une heure sans se réhydrater ; en effet, il ne faut pas attendre la sensation de soif.

L'hydratation aide à l'élimination des déchets acides formés au cours de l'effort. Les eaux naturelles gazeuses peuvent être utilisées en complément pour leur si nombreuses qualités.

L'alimentation et la diététique du marcheur

En termes de diététique, on préconise les conseils classiques.

Tout au long de l'année, des comportements alimentaires adaptés favorisent un fonctionnement harmonieux de l'organisme au quotidien et garantissent à plus long terme une meilleure santé (pas de surpoids, organes non brusqués, etc.).

Les principales mauvaises habitudes alimentaires liées à notre société occidentale d'abondance nutritionnelle sont les suivantes :

- excès relatif du volume calorique par rapport aux dépenses physiques nécessaires (rations alimentaires inadaptées) ;
- alimentation présentant un excès de graisses, de sucres rapides et de sel ;
- repas pris trop vite, sans donner d'importance au travail de la mastication ;
- répartition illogique de l'alimentation : volume calorique maximum accordé au repas du soir alors que celui-ci doit être léger.

Pour mémoire, voici la valeur des besoins caloriques moyens :

Homme adulte		
Sédentaire	*Activité moyenne*	*Très actif*
2 400	3 000	3 600

Femme adulte (20-50 ans, pesant 55 kg)		
Sédentaire	*Activité moyenne*	*Très active*
2 000	2 400	2 800

Répartition journalière des apports nutritionnels

- Glucides (55 %) : sucres lents et rapides constituent le substrat énergétique. Éviter les mauvais sucres (sucreries), nutritivement pauvres.
- Lipides (30 %) : graisses d'origine animale (beurre) ou végétale (huiles, fruits oléagineux). Permettent la métabolisation des vitamines, le renforcement cellulaire, l'endurance et la résistance thermique. Privilégier les graisses d'origine végétale, plus saines et mieux assimilées par l'organisme.
- Protides (protéines, 15 %) : on les retrouve dans la viande, les poissons, œufs, produits laitiers.
- Prévoir un apport suffisant en sels minéraux, essentiels pour les muscles et le système nerveux (calcium, sodium, potassium, magnésium, fer, zinc, cuivre, sélénium, etc.) et compenser la perte de minéraux provoquée par la transpiration.

Concernant l'activité pédestre, il est important d'être opérationnel sur ces différents niveaux :

- avant la marche : se constituer des réserves suffisantes ;
- pendant la marche : viser un effort physique régulier et équilibré ;
- au retour : élimination des déchets et récupération (restauration, réhydratation, repos).

Repas

- *Petit déjeuner copieux* : céréales, confiture, beurre, fromage, fruits, boisson chaude.
- *Midi* : légumes si on le peut, pain complet, pâtes, riz, quinoa. Penser à une alimentation riche en fibres végétales pour éviter la constipation, d'autant plus que le changement d'habitude et de contexte créé par une marche peut induire une retenue.

Les quantités seront importantes mais raisonnables, pour éviter une digestion pénible et pesante. Après le repas, la digestion monopolise en effet la circulation sanguine au détriment des muscles, alors moins irrigués. Une bonne sieste avant de reprendre le chemin offre bien des avantages.

- *Soir* : repas de récupération pour reconstituer ses forces et pallier les carences. Il restera digeste pour faciliter un sommeil régénérant.

En cas de marche prolongée, il faut bien sûr aménager les apports nutritionnels en veillant tout particulièrement à augmenter la part de sucres lents (riz, pâtes, quinoa, etc.), prévoir un mini-repas en milieu d'après-midi (vers 16 h 30/17 h) et augmenter les rations d'eau.

Lorsque la marche se fait encore plus intensive, la règle selon laquelle il ne faut pas grignoter entre les repas disparaît. Il convient, au contraire, de se régénérer régulièrement, par petites quantités en fruits, graines, fromage, agissant comme un carburant pour alimenter l'organisme (tel un feu de bois).

Rappelons ici l'importance des repas de la veille et l'avant-veille : réduire les mauvaises graisses, éviter les plats en sauce, privilégier les céréales complètes (pâtes, riz, etc.), légumes et fruits de saison, féculents, poissons, fromage frais. La priorité est ainsi donnée aux réserves glucidiques sous forme de glycogène stocké dans le foie et les muscles.

En résumé : graisses en réserve + consommation de sucres garantissent l'endurance et l'équilibre énergétique. Mais éviter les concentrations excessives de sucre (risque d'hypoglycémie réactionnelle), par exemple si l'on dépasse 60 g de fruits secs par heure. Nous l'avons déjà mentionné, le corps utilise d'abord le glycogène (sucres stockés) pour ensuite puiser dans les réserves de graisses.

Exemples d'aliments à emporter

- Aliments frais : au hasard des chemins, lorsqu'on a la chance de croiser un petit producteur ou trouver une supérette de village, c'est le moment de faire des réserves de produits frais faciles à manger : pommes, noix, bananes, pain, etc.
- Produits déshydratés : pratiques en termes de légèreté et facilité de stockage, ils sont gustativement et nutritivement limités, autant les prendre bio.
- Conserves : leur inconvénient est leur poids mais elles ont l'avantage d'être antichocs. Maïs, sardines, petits pois seront bien appréciés.
- Produits énergétiques : pâtes de fruits, fruits confits, riches en protéines, glucides et fructose, vitamines, sels minéraux. Un pot de confiture si le sac n'est pas top lourd constitue un petit trésor en randonnée (*voir aussi p. 61, « Produits bio et compléments bénéfiques »*).

D'une manière générale, il n'existe pas de vérité diététique absolue. L'important consiste à concilier bon sens et connaissances minimales sur les bases de l'alimentation et du fonctionnement biologique de l'organisme. Et, bien sûr, le plaisir doit demeurer.

Pour une marche d'un jour ou deux, on peut se charger et se permettre d'emporter des aliments variés, un tel stockage n'étant pas envisageable pour une longue marche. Les cuisines locales en brasserie laissent d'excellents souvenirs. Penser au meilleur rapport entre le poids de l'aliment et sa restitution énergétique et nutritionnelle (par exemple, entre une boîte de pâté et des fruits secs).

Pour une marche effectuée sur une courte période, on peut également se préparer à l'avance de magnifiques sandwiches faits maison dans lesquels on peut glisser tout ce que l'on aime : pain complet, jambon, pâté végétal, graines germées, huile d'olive, fromage, etc. De quoi tenir allègrement des kilomètres énergétiquement ! Préparer au préalable un cake salé (farine complète, œufs, graines, noix, olives, comté, fourme d'Ambert) découpé ensuite en tranches épaisses assure plusieurs repas et présente l'avantage de la conservation sur deux ou trois jours (une journée s'il y a des ingrédients périssables tels que des lardons).

Dans les poches : barres de céréales, fruits secs, pâte d'amande, pâte de fruit, chocolat noir s'il ne fait pas trop chaud.

Au retour : avant de reprendre une alimentation habituelle, prévoir une phase de « transition énergétique », qui consiste à faire la part belle aux bouillons de légumes et aux infusions de plantes, limiter la viande, et peut-être en profiter pour adopter de nouvelles habitudes alimentaires plus simples et plus naturelles.

LA PETITE PHARMACIE NATURELLE DU MARCHEUR

Le marcheur disposera d'une petite trousse à pharmacie dans laquelle il glissera le nécessaire pour remédier aux éventuels désagréments et mauvaises surprises, en privilégiant les produits naturels et biologiques.

Contre les piqûres

- *En prévention* : chasse-insecte à base de pyrèthre ou de neem (répulsif végétal), huiles essentielles de citronnelle et de lavande officinale.
- *En traitement* : lotion bio à la camomille, crème aux plantes médicinales bio.

Contre les ampoules

- *En prévention* : un bon choix de chaussures permet d'éviter cet inconvénient. Enlever aussitôt caillou, épine, morceau de brindille, et cibler toute sensation de gêne (chaussette descendue, pli).
- *En traitement* : si une ampoule apparaît, la percer, puis appliquer un pansement.

Écorchures

Après nettoyage à l'eau claire, appliquer une crème antiseptique bio.
En cas de coupure : pansement. Directement sur une coupure ou brûlure : huile essentielle de lavandin.

Coups de soleil

En amont, appliquer une crème solaire bio adaptée en fonction du type de peau et du lieu concerné. Pendant la marche, avoir des comportements permettant une exposition au soleil progressive.

En cas d'accident

- Compresses stériles et sparadraps.
- Il existe des plantes antidouleur, comme la reine-des-prés, l'écorce de sauge.
- Lors de traumatismes simples (musculaires, luxations, etc.) :
  - arnica en teinture-mère par la bouche ou en compresses locales ;
  - calendula (souci) en gouttes par la bouche ou en application locale ;
  - millepertuis en application locale.
- En cas de plaies saignantes :
  - sanguisorba (pimprenelle) plante hémostatique, par la bouche ou en compresses locales.

Huiles essentielles

Produit de la substantifique moelle végétale, elles sont un concentré des étonnantes propriétés soignantes des plantes. Il est impératif de les choisir de qualité biologique.

- Camomille romaine : apaisante.
- Ciste : cicatrisante, antihémorragique.
- Citron : antiseptique, bactéricide.
- Citronnelle : insecticide.
- Eucalyptus : antiseptique, expectorante.
- Gaulthérie : anti-inflammatoire et antalgique (soulage la douleur).
- Géranium : cicatrisante, anti-infectieuse.
- Girofle : cautérisante, antibactérienne, anesthésiante.
- Lavande officinale : cicatrisante, sédative, insecticide.
- Lavandin : antiseptique, anti-inflammatoire, cicatrisante.
- Mandarine : calmante, relaxante.
- Marjolaine : contre le stress et la tachycardie.
- Menthe poivrée : antalgique, analgésique.

Sucre (sachet en poudre)

Il peut être bienvenu en urgence (hypoglycémie par exemple).

L'ESSENTIEL DU MARCHEUR

POUR OPTIMISER L'UTILE ET L'AGRÉABLE

- Bonnes chaussures et chaussettes (*voir p. 49*)
- Eau (*voir p. 52*)
- Sac à dos (*voir p. 51*)
- Rechanges
- Couteau suisse, petits ciseaux, pince à épiler
- Fil et aiguilles
- Lampe de poche (de préférence lampe frontale)
- Briquet
- Lunettes de soleil et couvre-chef
- Trousse à pharmacie (*voir page précédente*)
- Boussole, carte (*voir p. 69*)
- Bâton (*voir p. 66*)
- Sac plastique imperméable, petits sachets refermables
- Cordelette
- Crayons + petit carnet
- Quelques denrées/petit garde-manger (*voir p. 53*)
- Cape imperméable

En option

SELON L'HUMEUR OU LE CONTEXTE

- Sandales (pratique lors des bivouacs)
- Livre (un ou deux)
- Tente
- Tapis de sol et sac de couchage
- Réchaud + popote
- Serviette de camping
  (petite, légère, textile séchant rapidement)
- Petit portefeuille ou ceinture banane
  (+ photocopie des papiers d'identité, rangée ailleurs)
- Appareil photo

PRODUITS BIO ET COMPLÉMENTS

BÉNÉFIQUES AU RANDONNEUR

AVANT DE PARTIR

Dépuration

- Sève de bouleau
- Bardane
- Boldo (artichaut) : stimule la sécrétion biliaire
- Taraxacum (pissenlit) : stimule le transit intestinal
- Piloselle en teinture-mère : très bon diurétique
- Bourrache : excellent dépuratif de l'organisme

Stimulants

- Ginseng
- Éleuthérocoque
- Maca
- Ginkgo biloba
- Échinacée
- Algues (spiruline)
- Propolis
- Gelée royale
- Muesli composé de blé complet et noix

Santé générale

Plus globalement, voici les produits biologiques et compléments alimentaires contribuant à offrir un bon terrain en termes de santé générale :

- Germes de blé, graines germées
- Levure de bière
- Chlorure de magnésium
- Eau marine
- Boisson Kombucha
- Poissons gras (riches en oméga-3). Privilégiez les petits poissons, ils fixent beaucoup moins les métaux lourds que les gros.

Pendant la marche

- Lors de la marche, il est important de maintenir un niveau énergétique suffisant et remédier aux petits coups de pompe. Pour cela, il existe de nombreux produits naturels (une fois encore, de préférence bio) :
  -- fruits secs : abricots, figues, dattes, bananes, ananas, pruneaux, canneberge, etc.
  -- graines et fruits à coque : courge, tournesol, amandes, noix, noix de cajou, noix de macadamia, noisettes, etc. ;
  -- baies de goji ;
  -- guarana ;
  -- pollen d'abeille (une cuillère à café suffit à se remettre en route le matin) ;
  -- pâte de fruit ;
  -- pâte d'amande ;
  -- pain d'épices ;
  -- oléagineux.
- Huiles essentielles (*voir p. 59*)

Après avoir marché

Huiles essentielles

Idem : voir p. 59, « La petite pharmacie naturelle du marcheur ».

Huiles de massage

À l'arnica, amande douce, argan, lavande, calendula, jojoba, etc.

Fleurs de Bach

Le remède d'urgence « *Rescue* » est une association de cinq élixirs du docteur Bach. Il peut être employé en cas de situations particulièrement stressantes ou perçues comme sans issue. D'une manière plus spécifique, ce remède soulage :
-- EN USAGE INTERNE (goutte pure ou diluée) : choc physique ou moral ; piqûres d'insecte, morsures ; évanouissement ; insolation, coup de soleil, brûlure ; entorse, foulure ; colère, bouleversement affectif ;
-- EN USAGE EXTERNE (compresses, en crème ou massage) : brûlure, coup de soleil, eczéma, bouton, plaie ; lèvres gercées ; piqûres, hématome ; érythème fessier, escarres.

2. Réapprendre à marcher

Marchez souvent, laissez votre voiture et promenez-vous dans la nature, vous retrouverez un plaisir que vous aviez peut-être oublié[17].

On peut s'améliorer chaque jour, dans les actes de la vie courante. Le quotidien, l'« ici et maintenant » sont les terrains idéaux pour peaufiner des gestes, fluidifier des attitudes.

À tort, on s'imagine n'avoir plus rien à apprendre des activités les plus simples. Au contraire, en réapprenant à utiliser une gestuelle des plus banales, nous développerons de nouvelles possibilités de réflexion et d'existence.

Bilan de santé

Au préalable, si l'on n'a pas pratiqué d'activité physique depuis longtemps, surtout dans la perspective de marches difficiles par leur dénivelé et leur longueur, il convient de s'assurer de sa bonne forme générale. Même si la marche est douce et peu exigeante en termes de prérequis physiques et sportifs, mieux vaut s'assurer qu'aucune contre-indication médicale n'est à signaler. Votre médecin pourra vous faire passer un test de tolérance à l'effort.

Et l'on ne marche pas de la même manière à 20, 40 ou 70 ans. Un cap important s'opère après la quarantaine, âge à partir duquel il convient de faire physiquement plus attention, la récupération après l'effort étant moins rapide. L'important est d'être à l'écoute de son corps.

17. Jacques Staehle, *Effacer le ventre*, Éd. Dangles, 2014, p. 227.

Conseils

Je marche au gré de mes états d'âmes et j'évite de les piétiner.

(René Suire)

Que l'on soit adepte d'une balade occasionnelle en nature ou bien féru des randonnées de plusieurs jours, il est bon de rappeler ces quelques conseils simples.

- Important lors de la marche : avoir le dos bien droit, les épaules décontractées.
- Pour éviter le coup de pompe imprévu : disposer de fruits secs, de pain complet, de pains aux céréales, de biscuits diététiques.
- Pas d'estomac surchargé pendant la marche.
- Enlever le moindre caillou dans les chaussures, aussi petit soit-il, sans attendre la prochaine pause.
- En randonnée, une marche de qualité signifie une marche plutôt tonique (à une cadence rejoignant la fameuse expression « marcher d'un bon pas »), selon un rythme harmonieux et homogène, en privilégiant une respiration ample, régulière et profonde.
- *Principes généraux pour l'exercice physique* :

-- commencer doucement une séance de marche, en prévoyant une mise en route progressive ayant le rôle d'échauffement (10-15 minutes) ;

-- pendant la marche : l'effort sera à la fois régulier, modéré et prolongé ; penser à bien respirer ;

-- ne pas s'arrêter brusquement : il est plus sain de progressivement ralentir le rythme sur une dizaine de minutes avant d'arriver à l'étape ou de prendre une courte pause.

- *Une hygiène de vie adaptée à la marche.*

Marcher est une excellente initiative pour préserver et renforcer sa santé et son bien-être. On peut toutefois décupler ses effets bénéfiques si l'on veille à s'assurer une bonne hygiène de vie plus globale.

Celle-ci repose finalement sur quelques éléments relevant du bon sens qu'il ne tient qu'à nous d'appliquer. Il s'agit, entre autres, de modérer nos attitudes vis-à-vis des substances nocives (tabac, alcool, excitants, médicaments) et éviter les comportements addictifs. Ils constituent une compensation artificielle masquant en réalité une mauvaise gestion personnelle du stress[18].

Souvent absorbés sans réelle nécessité médicale, certains médicaments chimiques diminuent le goût de l'effort physique. Ils amoindrissent également les performances du corps (lourdeur corporelle) et les facultés intellectuelles (ralentissement de la vivacité cérébrale, impression de brouillard intérieur, etc.). Qu'il s'agisse de tranquillisants, d'anxiolytiques ou de molécules facilitant le sommeil, leurs effets secondaires sont néfastes à long terme.

À chacun son rythme

Peu importe la manière dont débute une journée de marche, même en commençant sur un mode trop lent ou au contraire trop appuyé, rapidement en quelques dizaines de minutes, le corps impose son propre rythme, celui qui nous est propre et qui rend la marche fluide et économe en énergie, marqué par la **stabilité du rythme** et le **calage de la respiration** en adéquation avec ce mouvement « d'horloge souple ». Une fois ce rythme propre bien identifié, il conviendra de le maintenir.

À ce propos, Stevenson préconisait de marcher seul, d'abord par souci de liberté (d'aller et venir, de s'arrêter, de continuer, etc.), mais aussi « parce que chacun doit marcher à son allure ».

En cas d'essoufflement : les points de côté sont signes d'une mauvaise respiration, d'une respiration « contrariée » et non profonde.

18. Dr J.-L. Dervaux, *Libérez-vous du stress*, Éd. Dangles, 2013.

En cas de crampes : au préalable, mieux s'hydrater, privilégiez les aliments riches en magnésium et en potassium si l'on transpire trop. Une fois la crampe déclarée, le seul moyen est de se détendre et de se masser.

Le bâton du marcheur

Le bâton constitue un outil précieux pour le marcheur et ses utilisations sont multiples.

Ses principales fonctions reposent sur le renforcement de l'équilibre, le soulagement des tensions articulaires et l'action de propulsion en conférant un point d'appui supplémentaire.

Au cours de l'itinéraire, le terrain est changeant, allant du chemin forestier relativement plat aux passages caillouteux et accidentés, en passant par de ponctuelles mais parfois obligées routes goudronnées. Lorsque l'on chemine avec son bâton, le son et la manière dont réagit le bout de celui-ci en entrant en contact avec le sol donnent de précieux indices sur sa configuration. On anticipe ainsi sur les risques de perte d'équilibre et de brusques torsions des chevilles. Les passages sur des terrains sur lesquels se sont accumulées feuilles mortes et mousses cachent, de temps en temps, des trous, petits pièges que le bâton permet de contourner.

Lors de parcours dans des environnements où la végétation est dense, les ronces invasives et les orties pullulantes, le bâton permet de se frayer un chemin et sabrer tiges et branches plus ou moins épineuses parsemant le chemin. Certains passages nécessitent des sortes de petits combats au sabre qui agrémentent le chemin. Pris comme un jeu, ces exercices peuvent être très ludiques et contribuent à faire fonctionner la partie supérieure du corps, moins sollicitée dans l'activité de marche.

Par extension, le bâton est également un moyen de défense efficace contre les chiens errants et s'avère utile en cas de tendinite.

Alors bâton de bois contre bâton synthétique ?

Aujourd'hui, les bâtons en bois sont en effet souvent remplacés par des bâtons en matériaux modernes et composites. Si ces derniers présentent des intérêts, certains modèles sont exagérément technicisés et onéreux, souvent inesthétiques.

➲

Pourtant, choisir soi-même son bâton en trouvant sur le chemin le morceau de bois adéquat peut revêtir la forme d'un véritable rite, dans tous les cas un facteur stimulant. S'il est bien choisi, une fois taillé sur mesure, le bâton de bois est très solide, beau, agréable et chaleureux au toucher, et l'on tisse avec lui une histoire personnelle. Quelques décorations gravées lors des pauses ou des bivouacs peuvent ajouter une incomparable dimension au bâton.

De marche en marche, il devient un véritable compagnon et un prolongement naturel du bras.

Marche à l'ombre

Lorsque les conditions changent, un élément allier peut se transformer progressivement en ennemi implacable. S'il est agréable de voir apparaître le soleil lors d'une marche démarrée tôt le matin, lorsque le froid est vif et l'humidité prégnante et « imprégnante », ce même soleil réchauffeur et revigorant devient parfois, au fil des heures, un véritable four, et s'avère alors dangereux. Le risque est la déshydratation et, plus grave, l'insolation.

Les heures pendant lesquelles il faut éviter le soleil direct sont dans la tranche 12 h / 16 h (15 h à partir de septembre). L'heure idéale pour s'arrêter manger puis profiter de faire une sieste à l'ombre… Ces petits moments font le sel de la vie !

Plus généralement, la marche en nature développe les perceptions ; on ressent mieux les variations de températures et d'hygrométrie. Étant plus réceptif aux changements d'atmosphère, de luminosité, des formes des nuages, on devient naturellement plus sensible aux changements météorologiques. Des techniques personnelles de prévisions relativement fiables se mettent en place, renouant ainsi avec la sagesse des Anciens.

Glanage et cueillette

Glanage

Non seulement la marche offre un regard renouvelé et attentif à la nature environnante, à la faune et à la flore, à l'identification des différentes espèces, mais elle permet aussi de glaner.

Le glanage consiste à ramasser après récolte ce qu'il reste dans les champs, les arbres fruitiers, les vignes, etc., plus généralement tout ce que l'on peut trouver çà et là aux abords du chemin. À ce sujet, voir ou revoir le magnifique film documentaire d'Agnès Varda : *Les glaneurs et les glaneuses*.

Cueillette

En marchant, il nous est permis de profiter des générosités et des trésors de la nature, à condition, bien sûr, de savoir ce que l'on fait.

Pour tout ce qui est champignon, ne ramassez que ceux que vous connaissez bien.

Certaines plantes sont également toxiques, il ne faut pas s'aventurer à récolter une variété que l'on croit à tort identifier. La connaissance des plantes est un savoir qui se travaille. On peut sans danger se rabattre sur les classiques : mûres, framboises, fraises des bois, cerises, figues, myrtilles. À condition de bien les laver à l'eau.

Parmi les bonnes herbes figurent les plantes médicinales, trésors de la nature : menthe, thym, romarin, camomille, cynorhodon (fruits de l'églantier), lavande, mauve, ortie, sauge, pour n'en citer que quelques-unes. On peut aussi récolter les graines de certaines espèces pour les planter dans son jardin.

Une règle importante : ne cueillir que ce qui est nécessaire et avec soin.

S'orienter

L'idéal est de disposer de cartes topographiques (IGN) à l'échelle 1/25 000e, version contemporaine des cartes d'État-Major. Elles donnent en effet des indications jusqu'au moindre détail, permettant de s'orienter facilement et, surtout, de repérer au préalable des lieux insolites, des raccourcis, des logiques de parcours.

S'habituer à lire une carte a des répercussions au niveau neuro-cérébral qui n'existent pas quand on choisit le « téléguidage » par GPS. Sans refuser celui-ci catégoriquement, nous vous conseillons d'employer au maximum la boussole. Recourir systématiquement au GPS n'est pas faire un cadeau à son cerveau, au contraire.

En prenant des pauses pour faire le point sur la carte et tisser la suite du chemin, on est d'abord obligé d'effectuer un travail de mémorisation (« nous passerons par ici », « il faudra prendre le deuxième embranchement à gauche », « se rappeler que le lieu-dit s'appelle… »). Puis, lors de la marche, on a les cinq sens en éveil, on développe l'acuité du regard, le sens de l'observation s'affine.

Si vous habitez en pleine ville, faites l'acquisition de la carte topographique correspondant à votre ville. Non seulement vous la verrez sous un regard bien différent, mais en plus, vous visualiserez immédiatement les petits lieux de nature qui se cachent en ville, les parcours en bordure urbaine dont on ignore l'existence ; on apprend des noms de lieux nouveaux. Un cadeau original à offrir ou s'offrir.

La lecture d'une carte s'affine avec l'expérience. Au bout de quelques mois puis de quelques années de pratique, elle devient naturelle. La carte devient le territoire…

Déconnexion

Au fond du sac, la présence d'un téléphone portable ne doit se justifier qu'en tant qu'outil, au même titre qu'un pansement : on doit pouvoir rapidement le trouver, il doit être en état de marche (chargé), mais c'est tout. Lorsqu'on ne se blesse pas, les pansements restent là où ils sont. Il devrait en être de même pour le portable lors d'une marche, même (surtout) si elle dure plusieurs jours. Le laisser en veille vous procurera un profond effet relaxant et régénérant. C'est d'autant plus important que désormais, avec les *smartphones*, nous subissons un flux permanent de nouveaux messages et courriels, brouillant par ailleurs les frontières entre vie personnelle et vie professionnelle.

Savoir lâcher prise passe par cette déconnexion.

3. Après avoir marché

Que la marche ait duré une heure ou plusieurs jours, le moment où le corps retrouve l'immobilité est important. Un peu à l'image du « repos du guerrier », le randonneur a droit au « repos du marcheur », c'est-à-dire s'octroyer un temps pour le délassement et la restauration.

Étirements et stretching

Opération primordiale après une longue séance de marche : les étirements. Tout le monde le sait, mais peu les pratiquent ! Ils sont essentiels contre les courbatures, causées par l'excès de déchets non éliminés accumulés au niveau des muscles et par des micro-déchirures des fibres musculaires. Ils s'effectuent lentement. Compter dix à vingt secondes par étirement.

Muscles à privilégier : mollets, adducteurs, fessiers, quadriceps, ischio-jambiers.

Automassages et massages

On ne prend pas souvent le temps, pourtant, s'automasser présente de nombreux intérêts et bienfaits. La marche a aussi l'avantage de révéler des points douloureux : le corps nous informe lorsqu'un problème à régler existe. Le soulagement est entre vos mains.

Une séance de massage auprès d'un professionnel sera la bienvenue au retour d'une marche d'une semaine ou plus.

Réhydratation et récupération

Immédiatement après avoir marché, il faut bien sûr se réhydrater pour compenser la perte hydrique, en buvant lentement. L'eau ne doit pas être trop froide.

Soin des pieds et réflexologie

Du fait que les pieds sont situés à l'autre extrémité du siège de la pensée (le cerveau), sont nées les ridicules expressions telles que « bête comme ses pieds », « il se débrouille comme un pied ». On ne s'occupe jamais assez de ses pieds, justement parce qu'inconsciemment, on les trouve un peu bêtes, trop odorants, presque extérieurs à nous.

Cette image négligée et abrutissante est à rejeter. Ils méritent un meilleur traitement eu égard aux innombrables services qu'ils nous rendent. Comportant 27 muscles, 28 os et 33 niveaux articulaires, les pieds sont richement innervés : ils contiennent environ 7 000 terminaisons nerveuses.

Bien se sécher les pieds entre les orteils évite le développement des mycoses.

Là aussi, après une marche prolongée d'une semaine ou davantage, on peut envisager une séance de soin auprès d'un spécialiste du pied, pédicure-podologue, ou reflexologue (approche énergétique par pressions rythmées sur la plante des pieds).

— IV —
Les marches d'ailleurs

1. La marche dans la médecine traditionnelle chinoise

Le corps doit se déplacer comme le vent.

(Proverbe chinois)

L'esprit chinois se méfie de l'idée d'immobilité. Pour les Chinois, cette notion est en effet synonyme de mort, de pourrissement, de rigidité, à l'image du cadavre.

Depuis plusieurs millénaires, cette civilisation a accumulé un grand savoir sur la circulation des énergies et la fluidité des mouvements. De nombreux exercices de Qi Gong et de Tai Ji Quan sont basés sur des pas marchés, avec une attention particulière portée sur la manière de poser le talon ou les orteils, de faire pivoter les articulations, de recueillir et absorber l'énergie de la Terre dans la nature.

En médecine traditionnelle chinoise, les anciens maîtres taoïstes utilisaient notamment la marche pour les objectifs suivant :

- éliminer une maladie et prolonger la vie ;
- ramener toute chose à la racine par le renforcement du « Qi » (énergie) du corps ;
- développer la maîtrise et l'adaptation.

Tout un ensemble de techniques a été approfondi, avec des effets sur les différents Méridiens et Vaisseaux Yin et Yang, selon que l'on souhaite tonifier ou réguler le Foie, le Cœur, les Poumons, les Reins, etc., avec une grande importance accordée à la respiration.

Une distinction existe également entre la méthode de la marche rapide (60 à 80 pas par minute), celles de la marche modérée (40 à 60 pas/min.) et de la marche lente (moins de 40 pas/min)[19].

On trouve par ailleurs des formes de prières et/ou de méditations basées sur la marche, mêlant art de santé et philosophie.

2. La marche comme philosophie de vie

La sérénité, c'est de seulement suivre la route[20].

Axé sur la santé au naturel et le bien-être général, cet ouvrage n'a pas vocation à approfondir les aspects philosophiques de la marche. Ils nécessiteraient un livre complet, et il existe à ce sujet de très bons titres que nous vous recommandons dans la bibliographie.

Il n'est toutefois pas inutile d'évoquer la marche en tant que philosophie de vie, autrement dit d'envisager la marche comme un puissant soutien dans la joie de vivre, un moyen exploratoire de reconsidérer notre rapport au monde, à la nature et au réel.

19. Pour plus de détails sur ces méthodes : J.A. Johnson, *Traité de Qi Gong médical* (vol. 2), Éd. Chariot d'Or, 2013.
20. Frédéric Gros, *Marcher, une philosophie*, Éd. Carnets Nord, 2009.

Nous l'avons vu, fondamentalement, marcher nous met, dès le premier pas, dans un autre état d'esprit, une autre attitude, un rythme différent. Sans représenter une règle absolue, être marcheur aide à épouser de nobles valeurs telles que l'esprit de simplicité volontaire, l'appréciation de l'instant présent, la volonté de ralentir le rythme effréné de la vie.

Marcher, c'est davantage accorder d'attention à la part de rêverie et d'imaginaire qui nous habite, dimension primordiale pour réinventer et repenser le monde.

La vie elle-même est un chemin. Nous suivons des voies, bifurquons, hésitons à certains carrefours ou embranchements... Marcher apprend à apprécier chaque pas, à ne pas se décourager de ne pas voir la fin. Cela rejoint le proverbe chinois énonçant que « le voyage de mille *li* commence par le premier pas[21] », où l'on voit à nouveau soulignée cette nécessité de considérer le chemin plutôt que le but. C'est aussi cela le sens de la marche.

21. *Li* = unité de mesure chinoise de distance, équivalent à environ 500 m.

3. Marches silencieuses, marches de protestation et marches pour la paix

La puissance et les bienfaits de la marche s'expriment également à travers une dimension collective à grande échelle. Nous avons tous à l'esprit ces marches silencieuses destinées à honorer la mémoire de victimes, à témoigner d'une indignation face à une injustice. Il a aussi toutes les différentes processions, quelles que soient leurs intentions, davantage axées sur l'approche rituelle et cérémoniale.

Marcher renvoie à une dimension si fondamentale de l'individu que, naturellement, il a retenu cette forme pour manifester (c'est le cas de le dire) une revendication à l'égard d'une autorité établie, renverser un gouvernement, témoigner d'une colère, d'une discrimination, exiger des droits. Les manifestations de rue, en tant que marches de protestation, constituent une forme d'action politique à part entière.

En 2013, en France, on a fêté les 30 ans de la « Marche pour l'égalité des droits et contre le racisme », entreprise en octobre 1983 pour dénoncer les violences racistes et policières et témoigner en faveur du vivre-ensemble. À cette occasion est sorti le film *La marche*, du réalisateur belge Nabil Ben Yadir.

Les marches non violentes, armes de protestation pacifique, ont une importance primordiale dans l'histoire politique et civique de l'humanité. Il suffit de penser aux marches organisées par Gandhi, Martin Luther King ou Nelson Mandela.

— Conclusion —
Ça marche !

Au même titre que la respiration, la marche est si quotidienne qu'elle est naturelle et inconsciente. Si l'on parvient à la rendre plus subtile et à en maîtriser davantage le mécanisme, nous pouvons en retirer plus de bienfaits en termes de santé et de bien-être.

En réapprenant à marcher, en multipliant les occasions de pratiquer la marche et de la conscientiser, nous gagnons sur le long terme des mois et des années de vie supplémentaires. Nous avons un trésor sous les pieds, il serait dommage de s'en priver. Cela paraît évident et acquis… et pourtant, l'être humain possède trop souvent l'art de passer à côté des solutions simples et naturelles.

Marcher est l'acte de bon sens par excellence. Néanmoins, nos sociétés dans lesquelles la technologie est si omniprésente ont abouti à ce que le mode de déplacement caractérisant les bipèdes que nous sommes se trouve souvent négligé, parfois complètement délaissé. Comme si marcher était une tare, un désagrément, une contrainte, une chute dans l'échelle des valeurs sociales… On peut dire alors que l'on marche sur la tête !

Activité physique universelle et ancestrale, il faut encourager la marche et lui accorder davantage de place dans notre vie.

La maladresse consiste à associer le mot « marche » à l'effort, à l'endurance, à la randonnée qui demande une importante préparation. C'est une bévue. L'occasion de correctement marcher et d'en retirer tous les bienfaits est permanente, quotidienne. Aller chercher son pain est le moyen d'affiner l'harmonisation entre le rythme des pas et celui de la respiration ; le trajet pour aller à un rendez-vous se transforme en aération mentale, qui permet de se recentrer et de mieux s'enraciner.

Nous avons vu qu'il suffit de changer notre état d'esprit et quelques habitudes pour renouveler entièrement notre approche de la marche.

Après des années de sédentarité excessive et toutes les conséquences dommageables que l'on connaît, la marche redevient une activité privilégiée. Un sursaut pédestre est en marche.

Bibliographie

Bouvier Nicolas, *Œuvres complètes*, Gallimard, coll. « Quarto », 2004.

Couplan François, Styner Eva, *Guides des plantes sauvages comestibles et toxiques*, Éd. Delachaux et Niestlé, 1994.

Fisset Émeric, *L'ivresse de la marche*, Éd. Transboréal, 2008.

Gros Frédéric, *Marcher, une philosophie*, Éd. Carnets Nord, 2009.

Lieutaghi Pierre, *Le livre des bonnes herbes*, Éd. Actes Sud, 1996.

Lieutaghi Pierre, *La plante compagne : pratique et imaginaire de la flore sauvage en Europe occidentale*, Éd. Actes Sud, Arles, 1998.

Puech Michel, *Marcher*, Éd. Le Pommier, 2011.

Ruffin Jean-Christophe, *Immortelle randonnée, Compostelle malgré moi*, Éd. Guérin, 2013.

Solnit Rebecca, *L'art de la marche*, Éd. Actes Sud, coll. « Babel », 2002.

Tesson Sylvain, *L'axe du loup*, Pocket, 2007.

Internet

Site de l'Observatoire de la sédentarité :

www.observatoiresedentarite.com

À propos du sentier de grande randonnée GR 2013 :

www.mp2013.fr/gr2013